Fahreignung bei neurologischen Erkrankungen

Fortschritte der Neuropsychologie
Band 16

Fahreignung bei neurologischen Erkrankungen

Dr. Hendrik Niemann, Prof. Dr. Wolfgang Hartje

Hendrik Niemann
Wolfgang Hartje

Fahreignung bei neurologischen Erkrankungen

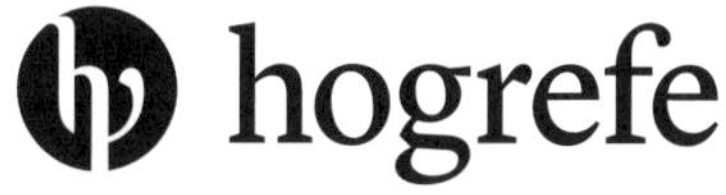

Dr. Hendrik Niemann, geb. 1953. 1978–1984 Studium der Psychologie an der Universität Bielefeld. 1989 Promotion. 1986–1989 Mitarbeiter im Head Injury Center, University of California Medical Center, San Diego. 1990–1993 Leitender Neuropsychologe der Abteilung für Präoperative Epilepsiediagnostik im Epilepsie-Zentrum Bethel, Bielefeld. 1994–2000 Leiter der Abteilung für Neuropsychologie der Klinik Bavaria, Kreischa. Seit 2001 Leiter der Neuropsychologischen Abteilung des Neurologischen Rehabilitations-Zentrums Leipzig.

Prof. Dr. Wolfgang Hartje, geb. 1941. 1961–1966 Studium der Psychologie. 1969 Promotion an der Universität Freiburg im Breisgau. 1978 Habilitation an der Medizinischen Fakultät der RWTH Aachen. 1981–1992 Professur an der Medizinischen Fakultät der RWTH Aachen mit dem Lehr- und Forschungsgebiet Neuropsychologie. 1992–2006 Professur für Psychologie mit dem Schwerpunkt Neuropsychologie an der Universität Bielefeld.

Bibliografische Information der Deutschen Nationalbibliothek

Die Deutsche Nationalbibliothek verzeichnet diese Publikation in der Deutschen Nationalbibliografie; detaillierte bibliografische Daten sind im Internet über http://dnb.dnb.de abrufbar.

Hogrefe Verlag GmbH & Co. KG
Merkelstraße 3
37085 Göttingen
Tel.: +49 551 99950 0
Fax: +49 551 99950 111
E-Mail: verlag@hogrefe.de
Internet: www.hogrefe.de

Satz: ARThür Grafik-Design & Kunst, Weimar
Druck: Media-Print Informationstechnologie GmbH, Paderborn
Printed in Germany
Auf säurefreiem Papier gedruckt

1. Auflage 2016

(E-Book-ISBN [PDF] 978-3-8409-2644-0; E-Book-ISBN [EPUB] 978-3-8444-2644-1)
ISBN 978-3-8017-2644-7
http://doi.org/10.1026/02644-000

Inhaltsverzeichnis

Einführung

Wenn es bei der Diagnostik und Therapie neurologischer Patienten um die Frage der weiteren Fahreignung geht, sehen sich Ärzte und Neuropsychologen mit einer Reihe rechtlich relevanter Fragen konfrontiert:

- Sind sie grundsätzlich verpflichtet, die Patienten über eine mögliche Einschränkung oder Aufhebung der Fahreignung aufzuklären?
- Sind sie berechtigt, verbindliche Aussagen zur Fahreignung zu treffen, an die sich die Patienten halten müssen oder auf die sich die Patienten berufen können?
- Welchen Sicherheitsgrad muss eine Aussage über die weitere Fahreignung haben?
- Welche haftungsrechtlichen Folgen können sich hinsichtlich der getroffenen Aussagen ergeben?
- Inwieweit ist die Schweigepflicht z. B. gegenüber der Straßenverkehrsbehörde einzuhalten, wenn sich Bedenken hinsichtlich der Fahreignung eines Patienten ergeben?

Zu diesen rechtlichen Fragen kommen fachbezogene Fragen hinzu, insbesondere:

- Sind bestimmte Krankheitsbilder generell mit Risiken verbunden, die zu einer Einschränkung oder Aufhebung der Fahreignung führen?
- Welche medizinischen oder neuropsychologischen Fakten sind für die Beurteilung der Fahreignung maßgeblich?
- Gibt es Vorschriften, welche Untersuchungsverfahren angewendet werden müssen?

Hinsichtlich der Beantwortung dieser Fragen besteht oft eine erhebliche Unsicherheit.

Der vorliegende Band soll einerseits zur Klärung der rechtlichen Fragen beitragen und andererseits die Möglichkeiten – aber auch die Schwierigkeiten – der Beurteilung und der Wiederherstellung der Fahreignung im Rahmen der neurologisch-neuropsychologischen Rehabilitation aufzeigen.

Zunächst werden die gesetzlichen Regelungen zur Fahreignung dargelegt und die Fragen bezüglich der Legitimation und des Stellenwertes der Beurteilung der Fahreignung von Patienten durch die behandelnden Ärzte und Neuropsychologen erörtert und beantwortet. Die entsprechenden Darlegungen berücksichtigen die hierfür maßgeblichen Ausführungen in der Fahrerlaubnis-Verordnung (FeV), dem Straßenverkehrsgesetz (StVG), dem Strafgesetzbuch (StGB), den von der Bundesanstalt für Straßenwesen (BASt) herausgegebenen „Begutachtungsleitlinien zur Kraftfahreignung" (Gräcmann & Albrecht, 2014) und der von der Deutschen Gesellschaft für Neurologie in Auftrag gegebenen „Leitlinie zur Beurteilung der Fahreignung bei neurologischen Erkrankungen" (Fries et al., 2005). Die Begutachtungsleitlinien zur Kraftfahreignung sind seit April 2014 in der Fahrerlaubnis-Verordnung (zuletzt geändert am 16. April 2014) verankert.

Daran anschließend werden die Fragen behandelt, welche grundsätzlichen Anforderungen an die körperliche und geistige (kognitive, psychische) Leistungsfähigkeit hinsichtlich der Fahreignung zu stellen sind und welche krankheitsbedingten Leistungsmängel die Fahreignung infrage stellen; die Darstellung stützt sich dabei auf diejenigen Abschnitte der genannten Leitlinien, die sich speziell mit den fahreignungsrelevanten Folgen von Krankheiten oder Behinderungen befassen.

Ein weiterer Teil des Bandes setzt sich mit den zahlreichen wissenschaftlichen Studien auseinander, in denen es um die Möglichkeiten der Fahreignungsbeurteilung neurologischer Patienten mit unterschiedlichen psychodiagnostischen Untersuchungsverfahren, Prüfungen an Fahrsimulatoren und praktischen Fahrverhaltensproben geht. Hier werden auch die relativ wenigen Studien behandelt, die sich mit der Frage befassten, inwieweit und unter welchen Umständen es nach neurologischen Erkrankungen zu einer Erhöhung der Unfallhäufigkeit kommt. Schließlich werden in diesem Teil auch die bisher vorliegenden Studien zur Wiederherstellung der Fahreignung bei neurologischen Patienten besprochen.

Abschließend wird nach Art eines Leitfadens und anhand von exemplarischen Fallgutachten dargelegt, wie bei der Untersuchung und Beurteilung sowie bei einer möglich erscheinenden Wiederherstellung der Fahreignung neurologischer Patienten konkret vorgegangen werden kann.

Die Ausführungen bezüglich der Fahreignungsbegutachtung in den Begutachtungsleitlinien zur Kraftfahreignung und der Fahrerlaubnis-Verordnung sowie die Erörterungen zur ärztlichen Schweige- und Aufklärungspflicht gelten für Ärzte und Psychologen aller Fachrichtungen, also auch für Neurologen und Neuropsychologen; eine fachbezogene Unterscheidung wird insofern nicht immer vorgenommen. Der Zielsetzung des vorliegenden Bandes entsprechend beziehen sich die Ausführungen jedoch primär auf die neurologisch-neuropsychologische Beurteilung der Fahreignung bei Patienten mit zerebralen Erkrankungen und Schädigungen.

1 Rechtliche Regelungen zur Fahreignung

1.1 Strafgesetzbuch und Straßenverkehrsgesetz

Paragraph 315c des Strafgesetzbuches (StGB) betrifft die Gefährdung des Straßenverkehrs. Danach macht sich strafbar, „wer im Straßenverkehr ein Fahrzeug führt, obwohl er … infolge geistiger oder körperlicher Mängel nicht in der Lage ist, das Fahrzeug sicher zu führen, … und dadurch Leib oder Leben eines anderen Menschen oder fremde Sachen von bedeutendem Wert gefährdet, …“. Dies gilt auch für den Versuch und die fahrlässige Verursachung der Gefahr.

Im Straßenverkehrsgesetz (StVG, § 2, Absatz 4) wird ausgeführt, dass zum Führen von Kraftfahrzeugen geeignet ist, „wer die notwendigen körperlichen und geistigen Anforderungen erfüllt und nicht erheblich oder nicht wiederholt gegen verkehrsrechtliche Vorschriften oder gegen Strafgesetze verstoßen hat.“

1.2 Fahrerlaubnis-Verordnung und Begutachtungsleitlinien zur Kraftfahreignung

Die Fahrerlaubnis-Verordnung (FeV) bezieht sich zwar in erster Linie auf Bewerber um eine Fahrerlaubnis, einige der Regelungen sind jedoch auch auf Fahrerlaubnisinhaber anzuwenden. Für das Thema des vorliegenden Bandes sind vor allem die Paragraphen 2 und 11 sowie die Anlagen 4, 5 und 6 zur FeV direkt relevant. Nach § 2 (1) gilt: „Wer sich infolge körperlicher oder geistiger Beeinträchtigungen nicht sicher im Verkehr bewegen kann, darf am Verkehr nur teilnehmen, wenn Vorsorge getroffen ist, dass er andere nicht gefährdet. Die Pflicht zur Vorsorge ... obliegt dem Verkehrsteilnehmer selbst oder einem für ihn Verantwortlichen.“ Nach § 11 (2) gilt: „Werden Tatsachen bekannt, die Bedenken gegen die körperliche oder geistige Eignung des Fahrerlaubnisbewerbers begründen, kann die Fahrerlaubnisbehörde ... die Beibringung eines ärztlichen Gutachtens durch den Bewerber anordnen. Bedenken gegen die körperliche oder geistige Eignung bestehen insbesondere, wenn Tatsachen bekannt werden, die auf eine Erkrankung oder einen Mangel nach Anlage 4 oder 5 hinweisen.“ Anlage 4 betrifft die Eignung und bedingte Eignung zum Führen von Kraftfahrzeugen; die entsprechenden Regelungen für eine Vielzahl unterschiedlicher Krankheiten bzw. Mängel werden in tabellarischer Form aufgeführt. Anlage 6 listet speziell die Anforderungen an das Sehvermögen auf, und Anlage 5 betrifft Eignungsuntersuchungen für Bewerber und Inhaber der Führerscheinklassen C, C1, D, D1 und der zugehörigen Anhängerklassen E sowie der Fahrerlaubnis zur Fahrgastbeförderung, an die besondere Anforderungen gestellt werden.

Die im Mai 2014 in Kraft getretenen Begutachtungsleitlinien zur Kraftfahreignung, die durch ihre Verankerung in der Fahrerlaubnis-Verordnung (Anlage 4a) und Veröffentlichung im Verkehrsblatt vom Februar 2014 normativen Charakter erhalten haben, sind, wie in der Kurzfassung formuliert (Gräcmann & Albrecht, 2014, S. 3), „eine Zusammenstellung eignungsausschließender oder eignungseinschränkender körperlicher und/oder geistiger Mängel und sollen die Begutachtung der Kraftfahreignung im Einzelfall erleichtern. Sie dienen als Nachschlagewerk für Begutachtende, die Fahrerlaubnisbewerber oder -inhaber in Bezug auf ihre Kraftfahreignung beurteilen.“ Sie stellen die unverzichtbare Grundlage für jede Beurteilung der Fahreignung dar.

1.3 Hinweise auf Regelungen in anderen Ländern

Während in Deutschland für Patienten, bei denen eine möglicherweise die Fahreignung beeinträchtigende Krankheit eingetreten ist, und für deren behandelnde Ärzte bisher keine Pflicht besteht, diese Tatsache der Straßenverkehrsbehörde zu melden, ist dies in anderen Ländern teilweise der Fall. So müssen z. B. in England Führerscheininhaber die Fahrerlaubnisbehörde (Driver & Vehicle Licensing Agency DVLA) über Krankheiten oder Behinderungen, die ihre Fahreignung beeinträchtigen können, in Kenntnis setzen. In anderen Ländern wird eine medizinische Untersuchung ab bestimmten, stark unterschiedlichen Altersgrenzen und besonders im hohen Lebensalter verlangt. Eine neuere Übersicht über die Regelungen in der EU findet sich im CONSOL Report Driver Licensing Legislation (2013).

2 Stellenwert der Fahreignungsbeurteilung durch Ärzte und Neuropsychologen

2.1 Legitimation und Stellenwert der klinischen Beurteilung der Fahreignung

Wenn im Verlauf der neurologischen Rehabilitation eines Patienten voraussichtlich bleibende körperliche oder kognitive Funktionsbeeinträchtigungen festgestellt werden, stellt sich in der heutigen Zeit, in der die meisten Patienten im Besitz einer Fahrerlaubnis sind, fast immer die Frage, ob diese Beeinträchtigungen die weitere sichere Teilnahme am motorisierten Straßenverkehr erlauben. Dabei geht es natürlich einerseits darum, ob und in welchem Maße die Funktionsbeeinträchtigungen sich auf die Fahreignung auswirken; andererseits sehen sich die Ärzte und Neuropsychologen aber mit dem Problem konfrontiert, inwieweit sie überhaupt aufgefordert und berechtigt sind, die Fahreignung der Patienten zu prüfen, und welche rechtliche Bedeutung ihre Beurteilung hat.

Bedenken hinsichtlich der Legitimation einer Beurteilung der Fahreignung im Rahmen der klinischen Behandlung können sich z. B. aufgrund der Ausführungen in Kapitel 2.2 der „Begutachtungsleitlinien zur Kraftfahreignung" (Gräcmann & Albrecht, 2014) ergeben: Danach entscheidet die Straßenverkehrsbehörde über die Art der Begutachtung (§ 11 Abs. 6 FeV), und nach der Fahrerlaubnis-Verordnung bedürfen Begutachtungsstellen der amtlichen Anerkennung (§ 66 FeV). Speziell zur Qualifikation des Gutachters wird in den Leitlinien ausgeführt: „Der ärztliche oder psychologische Gutachter muss nicht nur über spezielle Erfahrungen in der Verkehrsmedizin bzw. in der Verkehrspsychologie verfügen (praktische Tätigkeit, Fortbildung und Weiterbildung), sondern sich auch bereits durch eine langfristige Tätigkeit in entsprechenden Institutionen (Kliniken, Facharztpraxen bzw. Begutachtungsstellen für Fahreignung) qualifiziert haben (siehe hierzu §§ 65 bis 67 und 72 FeV)." Diese formalen Anforderungen werden von den in der klinischen Rehabilitation (oder in Praxen) tätigen Neurologen und Neuropsychologen selten erfüllt.

Die klinische Begutachtung der Fahreignung erfolgt aus der Pflicht zur Aufklärung im Rahmen der Patientenversorgung

Die Regelungen nach der Fahrerlaubnis-Verordnung beziehen sich allerdings nur auf solche Fälle, in denen die Straßenverkehrsbehörde involviert ist, d. h. auf Bewerber um eine Fahrerlaubnis oder auf solche Personen, bei denen der Behörde Tatsachen bekannt geworden sind, die Bedenken gegen deren Fahreignung begründen. Neurologische Patienten, die im Besitz einer gültigen Fahrerlaubnis sind, gehören in der Regel nicht zu diesen Fällen. In diesem Sinne unterscheiden auch Laux und Widder (2014) zwischen der „Aufklärung im Rahmen der Patientenversorgung und der verkehrsmedizinischen Begutachtung auf Anordnung der Fahrerlaubnisbehörde“.

2.2 Aufklärungspflicht

Die Aufklärungspflicht, die auch für die mit der Patientenversorgung betrauten Psychologen gilt, ergibt sich in erster Linie aus der Verantwortung und Fürsorgepflicht für den Patienten, daneben aber auch im Hinblick auf die allgemeine Sicherheit im Straßenverkehr und den Schutz anderer Verkehrsteilnehmer. Die Pflicht zur Aufklärung über mögliche Einschränkungen der Fahreignung besteht im Übrigen auch dann, wenn der Patient nicht von sich aus danach fragt – sei es aus Unkenntnis oder um das problematische Thema nicht anzusprechen. Bei der Aufklärung muss auf die Eigenverantwortung und die möglichen rechtlichen Konsequenzen hingewiesen werden, mit denen der Patient rechnen muss, wenn er trotz der Information über seine mangelnde Fahreignung ein Kraftfahrzeug führt.

Insbesondere Patienten mit neurologischen Erkrankungen, die zu qualitativ und quantitativ sehr unterschiedlichen Störungen körperlicher und vor allem auch kognitiver Funktionen führen können, sind oft nicht in der Lage, ihre Leistungsbeeinträchtigungen zu erkennen und deren negative Auswirkungen auf die Fähigkeit zur Teilnahme am Straßenverkehr richtig zu beurteilen. Besonders typische Beispiele sind die nach Schlaganfällen gelegentlich auftretende und den Patienten charakteristischerweise gar nicht bewusst werdende halbseitige Einschränkung der Aufmerksamkeit (Neglect) oder der beim Vorliegen einer Demenz häufig gravierende, aber von den Patienten nicht realisierte Verlust an kognitiven Fähigkeiten, der den Überblick über Verkehrssituationen unmöglich macht. Hieraus wird die Bedeutung der Aufklärungspflicht von Ärzten und Psychologen gegenüber den Patienten unmittelbar evident.

2.3 Ärztliche Schweigepflicht und Eigenverantwortung der Patienten

Aufgrund der für Ärzte und Psychologen geltenden Schweigepflicht – und der Tatsache, dass in der Bundesrepublik Deutschland keine Meldepflicht gegenüber der Straßenverkehrsbehörde besteht – kommt es bei Patienten, bei denen krankheitsbedingte Einschränkungen der Fahreignung vorliegen, bis auf ganz seltene Ausnahmen nicht zu einer behördlich veranlassten Begutachtung. Eine Durchbrechung der Schweigepflicht mit Meldung bei der Straßenverkehrsbehörde ist nur dann zu rechtfertigen, wenn ein Patient aufgrund seiner Erkrankung gänzlich unfähig ist, die Bedeutung seiner körperlichen oder kognitiven Beeinträchtigung für die Verkehrssicherheit einzusehen und entsprechend eigenverantwortlich zu handeln. Hier ist an Erkrankungen mit stark ausgeprägter

Demenz oder mit massivem Kontrollverlust z. B. nach ausgedehnten Schädigungen des Frontalhirns zu denken.

Prinzipiell muss sich jeder Verkehrsteilnehmer selbst vergewissern, ob er in der Lage ist, ein Kraftfahrzeug sicher zu führen. Diese Selbstprüfungspflicht gilt sowohl in Bezug auf vorübergehende Beeinträchtigungen der Leistungsfähigkeit, z. B. durch Gliedmaßenverletzungen, fieberhafte Infekte, Übermüdung oder Einwirkungen von Drogen wie Alkohol oder Cannabis, als auch für länger bestehende oder bleibende Störungen der körperlichen und kognitiven Funktionen, z. B. nach Schlaganfällen oder Hirnverletzungen. Ergeben sich bei der Selbstprüfung Zweifel an der eigenen Fahrtüchtigkeit oder Fahreignung, muss ärztlicher Rat in Anspruch genommen werden.

Aufklärungs- und Schweigepflicht begründen die Notwendigkeit und Legitimation der ärztlichen/psychologischen Fahreignungsbeurteilung

Aus der Konstellation der Aufklärungspflicht in Verbindung mit der Schweigepflicht ergibt sich zwangsläufig sowohl die Notwendigkeit als auch die Legitimation der ärztlichen und psychologischen Beurteilung der Fahreignung von Patienten im Rahmen der ambulanten oder klinischen Behandlung – ohne Einschaltung der Straßenverkehrsbehörde.

2.4 Mögliche rechtliche Konsequenzen

Für den Arzt bzw. Psychologen kann sich eine zivil- und strafrechtliche Haftung dann ergeben, wenn er zwar die krankheitsbedingte mangelnde Fahreignung oder die durch Medikamenteneinnahme eingeschränkte Fahrtüchtigkeit eines Patienten erkennt, es jedoch unterlässt, den Patienten hierüber angemessen aufzuklären. Zur Abwendung einer Haftung wegen unterlassener Aufklärung ist die schriftliche Dokumentation der Aufklärung zwingend erforderlich; die Bestätigung durch Unterschrift des Patienten ist ratsam.

Die Aufklärung muss dokumentiert und möglichst vom Patienten unterschrieben werden

Eine Durchbrechung der Schweigepflicht durch den Arzt oder Psychologen kann nur dann als gerechtfertigt gelten, wenn die Voraussetzungen des rechtfertigenden Notstandes (§ 34 StGB) gegeben sind. Nach einer Empfehlung des 14. Deutschen Verkehrsgerichtstages von 1976 kann folgende Leitlinie gelten: „Jeder Arzt ist *in notwendigem Umfang* zur Offenbarung krankheitsbedingter Fahruntauglichkeit befugt, aber nicht verpflichtet, soweit die Offenbarung zum Schutz der *akut* gefährdeten Verkehrssicherheit, insbesondere zur Abwehr schwerer gesundheitlicher Gefahren von dem Patienten oder einem anderen erforderlich ist und eine Anzeige bei der Polizei oder Straßenverkehrsbehörde *als einziges Mittel* angesehen werden muss" (zitiert nach Geppert, 2002, S. 312). Unter dieser Voraussetzung sind keine rechtlichen Konsequenzen infolge einer Verletzung der Schweigepflicht zu befürchten.

Aufseiten des Patienten muss mit strafrechtlichen Konsequenzen (§ 315c StGB) dann gerechnet werden, wenn er sich nicht an die ärztliche Aufklärung über seine mangelnde Fahreignung oder Fahrtüchtigkeit hält, sondern dennoch am motorisierten Straßenverkehr teilnimmt und dadurch andere Menschen oder Sachen gefährdet. Zivilrechtlich kann es unter diesen Umständen zu einem Verlust von Ansprüchen auf Versicherungsleistungen, insbesondere der Kfz-Haftpflichtversicherung kommen.

3 Allgemeine Grundsätze für die Beurteilung der Fahreignung

Im Hinblick auf die Gefahren, die mit einer falschen positiven, bejahenden Beurteilung der Fahreignung verbunden sind, muss auch die Überprüfung der Fahreignung im Rahmen der ambulanten oder klinischen Behandlung den Anforderungen genügen, die an eine behördlich angeordnete Begutachtung gestellt werden. Diese ergeben sich aus den aktuell geltenden Begutachtungsleitlinien zur Kraftfahreignung (Gräcmann & Albrecht, 2014) und der Fahrerlaubnis-Verordnung (FeV) mit deren Anlagen 4, 5 und 6. Da es ausschließlich darum geht, die Fahreignung solcher Personen zu prüfen, die bereits im Besitz einer geltenden Fahrerlaubnis sind und bei denen bis zum Zeitpunkt der zerebralen Erkrankung oder Schädigung keine Bedenken hinsichtlich der Fahreignung bestanden, kann sich die Untersuchung auf die Frage möglicher fahreignungsrelevanter körperlicher oder geistiger Mängel beschränken; die Frage nach gravierenden oder wiederholten Verstößen gegen verkehrsrechtliche Vorschriften oder Strafgesetze, die nach der Fahrerlaubnis-Verordnung als Indikatoren für erhebliche Verhaltensstörungen oder Charaktermängel gelten und die die Eignung zum Führen eines Kraftfahrzeugs in der Regel ausschließen (§ 11 Abs. 1 und § 46 Abs. 1 FeV), muss nicht berücksichtigt werden.

Verbindliche Grundlagen der Fahreignungsbeurteilung sind die „Begutachtungsleitlinien zur Kraftfahreignung“ und die „Fahrerlaubnis-Verordnung“

In der klinischen Beurteilung der Fahreignung ist nicht selten eine Tendenz zu einer sehr vorsichtigen bis ängstlichen Betrachtungsweise zu beobachten, bei der angenommen wird, dass ein zukünftiges Versagen des Patienten im Straßenverkehr mit an Sicherheit grenzender Wahrscheinlichkeit ausgeschlossen werden können muss. Nach den Ausführungen in den Begutachtungsleitlinien (Kap. 2.1) ist aber davon auszugehen, dass ein Patient „ein Kraftfahrzeug nur dann nicht sicher führen kann, wenn aufgrund des individuellen körperlich-geistigen (psychischen) Zustandes beim Führen eines Kraftfahrzeugs Verkehrsgefährdung zu erwarten ist. Für die gerechtfertigte Annahme einer Verkehrsgefährdung muss die nahe durch Tatsachen begründete Wahrscheinlichkeit des Eintritts eines Schädigungsereignisses gegeben sein. Die Möglichkeit – die niemals völlig auszuschließen ist –, dass es trotz sorgfältiger Abwägung aller Umstände einmal zu einem Schädigungsereignis kommen kann, wird … hingenommen.“

3.1 Verkehrsgefährdung infolge mangelhafter körperlich-geistiger (psychischer) Leistungen

Um möglichen Missverständnissen vorzubeugen, sei vorab auf einige in den Begutachtungsleitlinien verwendete Begriffe eingegangen. Insbesondere bei der mehrfach vorkommenden Begriffskombination „körperlich-geistig (psychisch)“ mag es nicht ganz eindeutig erscheinen, ob „psychisch“ lediglich als alternativer Ausdruck für „geistig“ zu verstehen ist oder die Kombination „körperlich-geistig“ umfassen soll (etwa im Sinne des Ausdrucks „psycho-physisch“). Betrachtet man die Kontexte, in denen die Begriffe „körperlich“, „geistig“ und

„psychisch“ verwendet werden, wird deutlich, dass sich „körperlich“ auf sensorische und motorische Funktionen bezieht, während „psychisch“ teilweise als Bezeichnung für „kognitive“ oder „intellektuelle“ (geistige) Leistungen, teilweise aber auch als Bezeichnung für „affektive“ oder „emotionale“ Funktionen verwendet wird. Speziell in Kapitel 2.5 der Begutachtungsleitlinien werden unter der Überschrift „Anforderungen an die psychische Leistungsfähigkeit“ vorwiegend solche Leistungen angeführt, bei denen sensorische, motorische und kognitive Funktionskomponenten eng miteinander verknüpft sind, wie z. B. der Reaktionsfähigkeit oder der optischen Orientierung. Eine starre begriffliche Trennung erscheint bei solchen komplexen Sachverhalten insgesamt betrachtet wohl kaum möglich; deshalb sollte hinsichtlich der Begriffsbedeutung stets der jeweilige Kontext berücksichtigt werden, in dem die Begriffe in den Begutachtungsleitlinien verwendet werden.

Nach den Begutachtungsleitlinien liegt ein „Gefährdungssachverhalt“ dann vor, „wenn

a) von einem Kraftfahrer nach dem Grad der festgestellten Beeinträchtigung der körperlich-geistigen (psychischen) Leistungsfähigkeit zu erwarten ist, dass die Anforderungen beim Führen eines Kraftfahrzeuges, zu denen ein stabiles Leistungsniveau und auch die Beherrschung von Belastungssituationen gehören, nicht mehr bewältigt werden können oder
b) von einem Kraftfahrer in einem absehbaren Zeitraum die Gefahr des plötzlichen Versagens der körperlich-geistigen (psychischen) Leistungsfähigkeit (z. B. hirnorganische Anfälle, apoplektische Insulte, anfallsartige Schwindelzustände und Schockzustände, Bewusstseinstrübungen oder Bewusstseinsverlust u. ä.) zu erwarten ist,
c) wegen sicherheitswidrigen Einstellungen, mangelnder Einsicht oder Persönlichkeitsmängeln keine Gewähr dafür gegeben ist, dass der Fahrer sich regelkonform und sicherheitsgerecht verhält.“

Als wesentliche verkehrsrelevante Aspekte der Fahreignung gelten: Aufmerksamkeit, optische Orientierung, Konzentrations- und Reaktionsfähigkeit sowie Belastbarkeit

Für die neuropsychologische Beurteilung der Fahreignung ist vor allem der unter a) genannte Sachverhalt relevant. In Kapitel 2.5 der Begutachtungsleitlinien werden (in Übereinstimmung mit Anlage 5 zur FeV) als wesentliche Aspekte der psychischen Leistungsfähigkeit genannt: Konzentrationsfähigkeit, Aufmerksamkeit, Reaktionsfähigkeit, optische Orientierung und Belastbarkeit. Die folgende Aufzählung in den Begutachtungsleitlinien führt weiter aus, wie sich Mängel in den fünf genannten Leistungsbereichen negativ im Fahrverhalten auswirken und zu einer Verkehrsgefährdung führen können:

- „Optische Informationen werden in ihrem Bedeutungsgehalt nicht ausreichend schnell und sicher wahrgenommen.
- Die Zielorientierung im jeweiligen optischen Umfeld, d. h. im Verkehrsraum, gelingt nicht oder nicht sicher oder nur mit einem so deutlich erhöhten Zeitaufwand, dass daraus in der konkreten Verkehrssituation eine Gefährdung entstehen würde.
- Die Konzentration ist zeitweilig oder dauernd gestört in der Weise, dass die jeweils anstehende Fahraufgabe aufgrund von Abgelenktsein oder Fehldeutungen verkannt oder fehlerhaft gelöst wird.

- Die Aufmerksamkeitsverteilung ist unzulänglich, weil nur ein Teilbereich der für den Kraftfahrer bedeutsamen Informationen erfasst wird und/oder bei Situationswechsel, z. B. nach einer Phase der Monotonie, neue Informationen der Aufmerksamkeit entgehen.
- Die Aufmerksamkeitsbelastbarkeit ist zu gering, weil es unter Stress oder nach länger andauernder Beanspruchung zu fehlerhaften Wahrnehmungen, Interpretationen oder Reaktionen kommt.
- Notwendige motorische Reaktionen setzen zu spät ein und/oder werden stark verzögert ausgeführt.
- Reaktionen erfolgen unsicher, eventuell vorschnell und situationsunangemessen, oder werden unpräzise, motorisch ungeschickt, „überschießend" oder überhastet ausgeführt.
- Die psychischen Leistungen sind instabil in dem Sinne, dass die erforderliche Ausgewogenheit zwischen Schnelligkeit und Sorgfaltsleistung fehlt."

3.2 Verfahrensregeln für die Untersuchung und Beurteilung der psychischen Leistungsfähigkeit

Die Prüfung der Leistungen soll mit „geeigneten, objektivierbaren psychologischen Testverfahren" (Begutachtungsleitlinien, Kap. 2.5) bzw. mit „nach dem Stand der Wissenschaft" standardisierten und hinsichtlich der Bedeutung für die Verkehrssicherheit validierten Verfahren (Anlage 5 zur FeV) erfolgen. Nach dem Bericht „Testverfahren zur psychometrischen Leistungsprüfung der Fahreignung" von Poschadel, Falkenstein, Pappachan, Poll & Willmes-von Hinckeldey (2009) werden in Deutschland von akkreditierten Begutachtungsstellen und ärztlichen Gutachtern vor allem die Testsysteme „Wiener Testsystem" oder „Expertensystem Verkehr" sowie „ART2020" verwendet. Auch für die neuropsychologische Untersuchung und Beurteilung der Fahreignung im klinischen Bereich sollten also möglichst diese Verfahren eingesetzt werden. Als ein weitgehend äquivalentes und im Sinne der Begutachtungsleitlinien „geeignetes" und „objektivierbares" Verfahren kommt auch die „Testbatterie zur Aufmerksamkeitsprüfung – Version Mobilität" (TAP-M) in Betracht. Wie Poschadel et al. (2009, S. 51 ff.) im Ausblick ihrer Studie feststellen, besteht allerdings „bei den derzeit eingesetzten computergestützten psychometrischen Testverfahren zur Fahreignung noch einiger Optimierungsbedarf." Dies gilt unter anderem hinsichtlich der Normierung und der Absicherung der prädiktiven Validität.

Mindestanforderung an die psychische Leistungsfähigkeit bei Fahrerlaubnisgruppen 1 und 2: „durchgängig PR 16" bzw. „überwiegend PR 33"

Für die Beantwortung der entscheidenden Frage, ob die von einem Probanden in den Untersuchungsverfahren erzielten Testwerte den Anforderungen an die psychische Leistungsfähigkeit genügen, werden in den Begutachtungsleitlinien (Kap. 2.5) Mindestanforderungen definiert. Dabei wird nach zwei Fahrerlaubnisgruppen unterschieden. Für Gruppe 1 (Fahrzeugklassen A, A1, A2, B, BE, AM, L, T, also vor allem Motorräder und Personenkraftwagen) gilt ein Prozentrang von 16 als Mindestanforderung. Für Gruppe 2 (Fahrzeugklassen C, C1, CE, C1E, D, D1, DE, D1E und FzF Fahrgastbeförderung, also vor allem

Lastkraftwagen, Taxis und Busse) wird demgegenüber – wegen der besonderen Anforderungen beim Führen dieser Fahrzeuge – ein Prozentrang von 33 als Mindestanforderung verlangt; dieser Prozentrang muss in der Mehrzahl der Testleistungen erreicht sein (siehe auch Anlage 5 zur FeV). Die Prozentränge sind dabei in beiden Gruppen auf altersunabhängige Testnormen bezogen. Die Notwendigkeit der Verwendung altersunabhängiger Normen wird in den Begutachtungsleitlinien zwar nicht eigens erläutert, sie liegt jedoch auf der Hand: In Bezug auf die Verkehrssicherheit darf das Alter der Verkehrsteilnehmer keine Rolle spielen; die Anforderungen müssen hier ohne Rücksicht auf eventuelle alters-„normale" Leistungen gelten. Eine z. B. 80-jährige Person mit altersbezogenen PR-Werten von knapp über 16 kann in den betreffenden Leistungen bei altersunabhängiger Bewertung schon erheblich beeinträchtigt sein.

Für die Beurteilung der Fahreignung speziell unter dem Gesichtspunkt der psychischen Leistungsfähigkeit sehen die Begutachtungsleitlinien (Kap. 2.5) für Fahrerlaubnisinhaber der Gruppe 1 eine differenzierte, mehrgliedrige Entscheidungsregel vor: Zweifel hinsichtlich der erforderlichen psychischen Leistungsfähigkeit „können in der Regel als ausgeräumt gelten, wenn sich eine der folgenden Feststellungen treffen lässt:

- Der Prozentrang 16 wurde, bezogen auf altersunabhängige Normwerte, in allen eingesetzten Leistungstests erreicht oder überschritten.
- Grenzwertunterschreitungen (Prozentrang < 16) sind nur situationsbedingt (störende Faktoren bei der Testdurchführung, Unausgeruhtsein nach Nachtarbeit o. ä.) und damit nicht aussagefähig.
- Grenzwertunterschreitungen sind zwar nicht als situationsbedingt anzusehen, werden aber durch stabile Leistungen in den anderen Verfahren ausgeglichen, so dass eine Mängelkumulation ausgeschlossen ist.
- Bei Grenzwertunterschreitungen kann durch Ergebnisse weiterer Verfahren (Ergänzungsverfahren, Verhaltensbeobachtung, Wiederholungsuntersuchung) nachgewiesen werden, dass das aus den Leistungsresultaten zu erschließende Risiko durch das Kompensationspotential (vorausschauendes Denken, ausgeprägtes Risikobewusstsein, sicherheitsbetonte Grundhaltung) angemessen gemindert werden kann.
- Auch wenn von einem Inhaber einer Fahrerlaubnis, der sich bereits in der Fahrpraxis bewährt hat, in den Leistungsprüfverfahren insgesamt unzureichende Leistungen erzielt wurden, konnte der Betreffende aber doch in einer Fahrverhaltensprobe nachweisen, dass die in der (ungewohnten) Testsituation festgestellten Minderleistungen sich auf das gelernte Fahrverhalten nicht entscheidend negativ auswirken."

Diese Entscheidungsregel gilt ebenso für die Fahrerlaubnisgruppe 2, wobei das Erreichen eines Prozentrangs von 33 in der Mehrzahl der Tests, ansonsten aber mindestens ein Prozentrang von 16 verlangt wird.

Abgesehen von den Anforderungen an die psychische Leistungsfähigkeit dürfen für eine positive Beurteilung der Fahreignung natürlich keine sensorischen oder motorischen Leistungsmängel oder andere verkehrsmedizinisch relevante Störungen vorliegen, die die sichere Teilnahme am Straßenverkehr in

Zweifel ziehen. Derartige Störungen werden im Speziellen Teil (Kap. 3) der Begutachtungsleitlinien und in den Anlagen 4 und 6 zur Fahrerlaubnis-Verordnung im Einzelnen beschrieben.

4 Fahreignungsrelevante Leistungsmängel bei neurologischen Patienten

Erkrankungen oder Schädigungen des Gehirns können zu sehr vielfältigen Beeinträchtigungen sowohl elementarer motorischer und sensorischer als auch komplexer psychischer Funktionen führen. Störungen der motorischen Funktionsfähigkeit können in Form von Lähmungen oder willentlich nicht ausreichend kontrollierbaren, enthemmten oder unkoordinierten Bewegungen auftreten. Beides kann die Gliedmaßen oder auch die Augenmuskulatur betreffen und zu Beeinträchtigungen der Fahreignung führen. Unter den sensorischen Funktionsdefiziten sind vor allem Beeinträchtigungen des Sehvermögens für die Fahrsicherheit relevant. Als Folgen von Hirnschädigungen ist hier insbesondere an Gesichtsfeldeinschränkungen oder das Auftreten von Doppelbildern zu denken. Die Störungen der psychischen Leistungsfähigkeit reichen von Reaktionsverlangsamungen über Schwächen der unterschiedlichen Aufmerksamkeitsfunktionen und der visuellen Orientierung bis hin zu Störungen komplexer Funktionen wie der Urteilsfähigkeit.

Anforderungen an die sensorische und motorische Funktionstüchtigkeit: siehe Anlagen 4 und 6 der FeV

Die Anforderungen an die sensorische und motorische Funktionstüchtigkeit unterscheiden sich hierbei sehr deutlich für die beiden Fahrerlaubnisgruppen 1 und 2; sie sind in den Anlagen 4 und 6 zur FeV und in Kapitel 3 der Begutachtungsleitlinien unter gesonderter Berücksichtigung der beiden Gruppen dargestellt.

Die folgenden Ausführungen orientieren sich eng an den allgemeinen Kriterien der Begutachtungsleitlinien und der Anlagen zur Fahrerlaubnis-Verordnung. Ergänzende spezielle Erkenntnisse, die sich aus der Vielfalt an Forschungsarbeiten zum Thema der Fahreignung neurologischer Patienten ergeben und die für die Beurteilung der Fahreignung von wesentlicher Bedeutung sind, werden im Zusammenhang der Kapitel 6 und 8 des vorliegenden Bandes besprochen. Hier ist z. B. an neue Erkenntnisse über die Auswirkung von Gesichtsfelddefekten zu denken.

Nicht die Krankheitsdiagnose, sondern der individuelle Funktionszustand ist für die Fahreignungsbeurteilung entscheidend

Grundsätzlich ist zu berücksichtigen, dass nicht die Diagnose eines bestimmten Krankheitsbildes für die Frage der weiteren Fahreignung eines Patienten entscheidend ist, auch wenn verschiedene Funktions- oder Leistungsstörungen bevorzugt bei bestimmten Krankheitsbildern auftreten (z. B. Gesichtsfelddefekte oder Lähmungen bei Schlaganfällen, Reaktionsverlangsamungen bei der Parkinson-Krankheit oder ein Verlust der Urteilsfähigkeit bei Demenz). Es geht vielmehr in aller erster Linie um die Feststellung der Art und Schwere eventueller fahreignungsrelevanter Leistungsmängel, unabhängig von der Art der zugrunde liegenden Krankheit. Letztere ist allerdings hinsichtlich der Behandlungsmöglichkeiten, der Prognose und der eventuellen Notwendigkeit von Nachuntersuchungen ausschlaggebend. Die folgenden Ausführungen orientieren sich daher primär an den unterschiedlichen Funktionsstörungen.

4.1 Körperliche Leistungsmängel

4.1.1 Störungen der visuellen Funktionen

Ein ausreichendes Sehvermögen ist ohne Zweifel eine unerlässliche Voraussetzung für das sichere Führen eines Kraftfahrzeugs. Hierzu gehören in erster Linie eine hinreichende Sehschärfe, ein im Wesentlichen uneingeschränktes Gesichtsfeld und eine willentlich normal kontrollierte freie Beweglichkeit der Augen.

Anforderungen an das Sehvermögen: siehe Anlage 6 der FeV

Die Anforderungen an das Sehvermögen sind in der Anlage 6 zur FeV detailliert aufgeführt, getrennt für die beiden Fahrerlaubnisgruppen (Gruppe 1: A, A1, A2, B, BE, AM, L, T; Gruppe 2: C, C 1, CE, C1E, D, D1, DE, D1E, Fahrgastbeförderung). Bei der Beurteilung der Fahreignung nach Hirnschädigungen oder zerebralen Erkrankungen sollte die Untersuchung des Sehvermögens durch einen Augenarzt nach den Vorgaben der Anlage 6 zur FeV vorgenommen werden; wegen der möglicherweise auftretenden unterschiedlichen Störungen der visuellen Funktionen bei neurologischen Patienten genügt die alleinige Durchführung eines „Sehtests" nach § 12, Abs. 2 der FeV zur Prüfung der zentralen Tagessehschärfe nicht. Wenn (bei Fahrerlaubnis-Gruppe 1) die Anforderungen an das Sehvermögen nicht zweifelsfrei erfüllt sind, kann in Ausnahmefällen zur Abklärung eines eventuell doch hinreichenden Sehvermögens eine Fahrverhaltensprobe durchgeführt werden (Anlage 6, Punkt 1.3).

4.1.2 Störungen der motorischen und sensiblen Funktionen

Komplette Lähmungen der oberen oder unteren Extremitäten, z. B. infolge von Schlaganfällen, stellen die Fahreignung nur bedingt infrage, da sie durch Veränderungen am Fahrzeug kompensiert werden können (siehe Kap. 4.4.1). Bei partiellen, nicht voll ausgeprägten Paresen sollte die Frage der sicheren Handhabung des Fahrzeugs durch eine hinreichend umfangreiche praktische Fahrverhaltensprobe geprüft werden.

Im Vergleich zu Lähmungen stellen Störungen, die zu einer mangelhaften Kontrolle oder Koordination der Motorik führen, ein größeres Problem dar. So kann es z. B. bei Patienten mit Parkinson-Krankheit zu einem verzögert einsetzenden Bewegungsbeginn etwa beim Wechsel zwischen Gas- und Bremspedal kommen. Schädigungen des Kleinhirns oder Erkrankungen der neuromuskulären Peripherie (myasthenisches oder myotonisches Syndrom) können zu Störungen der Bewegungskoordination führen, wie Ataxie und Dysmetrie, oder zu einer plötzlich auftretenden Bewegungsunfähigkeit, die eine sichere Handhabung des Fahrzeugs gefährden können. Ebenso können stark ausgeprägte Sensibilitätsstörungen, z. B. bei Polyneuropathie, dadurch zu Fehlleistungen beim Bedienen der Pedale führen, dass die Rückmeldung über die Schnelligkeit und

Störungen von Bewegungskoordination, Sensibilität und Gleichgewichtssinn können die Fahrsicherheit gefährden

das Ausmaß der Kraftaufwendung nicht korrekt erfolgt. Auch hier kann die Auswirkung der Störungen auf die Fahrsicherheit anhand einer Fahrverhaltensprobe beurteilt werden.

4.1.3 Störungen des Gleichgewichtssinnes

„Störungen des Gleichgewichtssinnes gehen häufig mit Schwindel – also einer Störung der Raumorientierung – einher, können spontan, plötzlich und unvorhersehbar auftreten und willentlich nicht unterdrückt werden. Hierdurch sind die Betroffenen nicht mehr in der Lage, ein Kraftfahrzeug sicher zu führen" (Begutachtungsleitlinien, Kap. 3.10). Die verschiedenen Krankheitsbilder, bei denen Schwindelattacken auftreten, werden in den Begutachtungsleitlinien beschrieben und tabellarisch dargestellt (Kap. 3.10, S. 58 f.), wobei zwischen den Folgen für die verschiedenen Fahrerlaubnisgruppen unterschieden wird. Die Beurteilung der Fahreignung muss jeweils durch eine fachärztliche Untersuchung im Einzelfall erfolgen.

4.1.4 Störungen des Hörvermögens

Nach den Begutachtungsleitlinien (Kap. 3.2) gelten „Schwerhörigkeit oder Gehörlosigkeit … nicht als Mängel, die generell für das Führen von Fahrzeugen ungeeignet machen. Die Orientierung im motorisierten Straßenverkehr erfolgt überwiegend über das optische System, da verkehrsrelevante Informationen maßgeblich über visuelle Signale vermittelt werden. Das Gehör als Hilfsmittel ist im Straßenverkehr weitgehend zurückgetreten. Lediglich bei der Fahrerlaubnis der Gruppe 2 sind zusätzliche Anforderungen vorgesehen (fachärztliche Untersuchung beim Führerscheinerwerb, dreijährige Pkw-Fahrpraxis, regelmäßige ärztliche Kontrollen).

4.2 Beeinträchtigung der kognitiven (psychischen) Leistungen

Hirnschädigungen können zu vielfältigen neuropsychologischen Störungen führen. Neben den Syndromen der Aphasie, Apraxie, Amnesie und des unilateralen Neglects kommt es häufig zu nicht-syndromatischen, qualitativ verschiedenartigen und unterschiedlich stark ausgeprägten Beeinträchtigungen kognitiver Leistungen, wie z. B. der verschiedenen Aufmerksamkeits- und Exekutivfunktionen.

4.2.1 Neuropsychologische Syndrome (Neglect, Aphasie, Apraxie, Amnesie)

Neglect stellt eine gravierende Beeinträchtigung der Fahrsicherheit dar

Eine besonders kritische, die Verkehrssicherheit gefährdende Störung ist der unilaterale Neglect. Die betroffenen Patienten beachten die auf der Gegenseite zur meist rechtsseitigen Hirnschädigung befindlichen Dinge im Außenraum nicht oder – bei teilweise zurückgebildetem Neglect – nicht zuverlässig. Im

Verhalten beschränkt sich dic visuelle Exploration auf die zur Hirnschädigung ipsilaterale Hälfte des Außenraumes. Die Störung wird von den Patienten selbst typischerweise nicht realisiert und kann auch nicht durch eine Aufklärung der Patienten über die besondere Art der Störung behoben werden. Im Straßenverkehr führt der unilaterale Neglect z. B. wegen der fehlenden Beachtung des Gegenverkehrs leicht zu Unfällen, insbesondere beim Abbiegen nach links und bei Überholvorgängen. Ein eher selten auftretender Neglect der rechten Seite nach linkshirnigen Läsionen ist unter anderem mit besonderen Gefahren für auf der rechten Seite befindliche Verkehrsteilnehmer (z. B. Fußgänger, Radfahrer oder parkende Fahrzeuge) verbunden.

Ein klinisch manifester Neglect, der z. B. durch das Nichtbeachten von Personen oder Gegenständen, die sich links vom Patienten befinden, oder durch die Vernachlässigung der linken Körperhälfte beim Ankleiden, Waschen oder Rasieren ins Auge fällt, schließt die Fahreignung grundsätzlich aus. Leichtere oder zurückgebildete Neglectsymptome sind nur durch spezielle Neglect-Tests zu erkennen. Ob sich derartige Leistungsschwächen nachteilig auf die Fahrsicherheit auswirken, ist durch eine Fahrverhaltensprobe zu prüfen, unter besonderer Berücksichtigung neglect-kritischer Fahrsituationen (Linksabbiegen im Gegenverkehr und an Kreuzungen ohne Vorfahrtsberechtigung usw.).

Das Vorliegen anderer neuropsychologischer Syndrome ist in der Regel nicht mit einem Verlust der Fahreignung verbunden. So stellt eine Aphasie an sich keinen Risikofaktor für die sichere Teilnahme der betroffenen Patienten am Straßenverkehr dar (Hartje, Willmes, Pach, Hannen & Weber, 1991). Die zur Aphasie führenden hirnorganischen Schädigungen können allerdings auch Beeinträchtigungen anderer, nicht-sprachlicher kognitiver Leistungen zur Folge haben, welche ihrerseits die Fahreignung infrage stellen. Die Nennung der Aphasie (unter anderen durch Schlaganfälle verursachten Funktionsausfällen) als fahreignungsrelevante Störung in den Begutachtungsleitlinien (Kap. 3.9.4) ist höchstwahrscheinlich auf die Annahme solcher Begleitstörungen zurückzuführen. Analoges gilt für die Apraxie: Nur eine schwere apraktische Störung, die zu grob fehlerhaften motorischen Handlungen führt, kann die Handhabung des Fahrzeugs und damit die Fahrsicherheit gefährden. Solche relativ seltenen Störungen werden manchmal als Begleitsymptom der globalen Aphasie oder im Rahmen einer fortgeschrittenen Demenz beobachtet. Die möglichen Auswirkungen auf die Fahrsicherheit sind am besten durch eine Fahrverhaltensprobe zu erfassen. Bei Vorliegen einer Amnesie mit schwerer Störung der Merkfähigkeit für neue Informationen kann vermutet werden, dass es zu einem raschen Vergessen aktuell auftretender Verkehrszeichen, wie z. B. einer Geschwindigkeitsbegrenzung, kommt. Da solche Verkehrszeichen jedoch in recht kurzen Abständen wiederholt werden, müsste eine Störung des Kurzzeitgedächtnisses im engeren Sinn, d. h. eine Einschränkung der Merkspanne vorliegen; dies ist beim amnestischen Syndrom aber höchst selten der Fall. Nötigenfalls können hier Fahr-Assistenzsysteme zur Erkennung und Meldung von Verkehrszeichen kompensatorisch eingesetzt werden. Patienten mit globaler Amnesie beklagen zwar gelegentlich, dass sie den geplanten Weg zum Zielort nicht finden, dies ist aber nicht mit einer Verkehrsgefährdung verbunden. Zwei von Anderson et al. (2007) untersuchte Patienten mit globaler Amnesie nach bilateraler Hippo-

Aphasie, Amnesie oder Apraxie schließen die Fahreignung nicht grundsätzlich aus

campusläsion zeigten bei einer Fahrverhaltensprobe keine Beeinträchtigungen der Fahrsicherheit. In besonderen Fällen mit Störungen der topo- oder geografischen Orientierung kann die Verwendung von Navigationssystemen hilfreich sein. Allerdings kann es bei beeinträchtigten Aufmerksamkeitsleistungen durch das Beobachten der in der Regel visuellen Anzeigen im Armaturenbereich auch zu Problemen durch Ablenkung von der aktuellen Verkehrssituation kommen.

4.2.2 Nicht-syndromatische Störungen neuropsychologischer Funktionen

In Bezug auf die Fahreignung wird vor allem der komplexe Funktionsbereich der Aufmerksamkeits- und Reaktionsleistungen als relevant betrachtet (siehe oben, Kap. 3.1). Nach Poschadel et al. (2009, Kap. 11) kann hier unterschieden werden zwischen dem „Intensitätsaspekt" der Aufmerksamkeit (allgemeine Reaktionsbereitschaft und Daueraufmerksamkeit), dem Aspekt der „selektiven, räumlichen Aufmerksamkeit" (räumliche Ausrichtung der Aufmerksamkeit) und dem Aspekt der „selektiven nicht-räumlichen" oder „exekutiven" Aufmerksamkeit (fokussierte Aufmerksamkeit, Aufmerksamkeitsteilung und Strategie sowie Flexibilität der Aufmerksamkeitszuwendung). Leistungsstörungen in diesen Bereichen können nach ätiologisch und lokalisatorisch sehr unterschiedlichen zerebralen Schädigungen auftreten; sie sind insofern keinem speziellen Krankheitsbild zuzuordnen.

Im Unterschied zum stets pathologischen und die Fahreignung ausschließenden Neglect besteht für diese Arten von Aufmerksamkeitsleistungen eine erhebliche normale interindividuelle Variationsbreite. Ob eine Beeinträchtigung der Fahreignung anzunehmen ist, hängt deshalb wesentlich vom Ausprägungsgrad der Leistungsschwäche ab. Dem trägt die Festsetzung von Mindest-Leistungsanforderungen (Prozentrangwerte von 16 bzw. 33) in den Begutachtungsleitlinien Rechnung (siehe auch oben, Kap. 3.2).

Abgesehen von Störungen unterschiedlicher Aufmerksamkeitsfunktionen können zerebrale Schädigungen oder Erkrankungen und insbesondere demenzielle Prozesse auch Beeinträchtigungen der allgemeinen intellektuellen und speziell der exekutiven Leistungen zur Folge haben, also Störungen des vorausschauenden Denkens, der Fähigkeit, sich einen adäquaten Überblick über komplexere Sachverhalte und Situationen zu verschaffen sowie der Urteilsfähigkeit, der kritischen Selbsteinschätzung oder der Risikoabwägung. Derartige Leistungsmängel können bereits in Verkehrssituationen, die nur geringgradig von der eingefahrenen Routine abweichen, zu Fehldeutungen von Verkehrssituationen bis hin zum Verlust der angemessenen Handlungsfähigkeit führen (z. B. hilfloses Halten vor einer nur noch gelb blinkenden Verkehrsampel an der Einmündung der grundsätzlich vorfahrtsberechtigten Straße in eine Kreuzung). Für derartige Leistungsmängel werden in den Begutachtungsleitlinien allerdings keine quantitativ als Prozentrangwerte definierten Mindestanforderungen angegeben: In den Kapiteln 3.12.2 und 3.12.3, die sich auf die Auswirkungen von Demenz beziehen, finden sich bezüglich fahreignungsrelevanter intellektueller Beeinträchtigungen nur qualitative Angaben, und in Kap. 3.15 wird im Hinblick auf „intellektuelle Leistungseinschränkungen" angenommen, dass bei einem Intelligenzquotienten (IQ) oberhalb von 70 Punkten keine die Fahreignung ausschließenden intellektuellen Einschränkungen gegeben seien. Die qualitative Beurteilung der intellektuellen Leistungsfähigkeit erscheint insofern wichtiger als die Ermittlung numerischer Testergebnisse. In Zweifelsfällen wird die Durchführung einer Fahrverhaltensprobe empfohlen.

In diesem Zusammenhang sei kurz auf solche kognitive Beeinträchtigungen eingegangen, die im Alltag oder in der neuropsychologischen Diagnostik zum Ausdruck kommen können, die aber nicht eindeutig und direkt auf eine hirnorganisch bedingte Funktionsstörung, etwa im Sinne einer Demenz zurückgeführt werden können. Bei Vorliegen depressiver Symptome werden sie häufig als deren Folge interpretiert (sogenannte Pseudodemenz bei Depression). Auch wenn dieses Krankheitsbild nicht zum Themenkreis des vorliegenden Bandes gehört, sei darauf hingewiesen, dass auch in diesem Fall für die Beurteilung der Fahreignung die Schwere der kognitiven Störungen entscheidend ist und nicht die Art der Diagnose. Zu beachten ist außerdem, dass die depressive Symptomatik und damit auch eine eventuelle Einschränkung oder Aufhebung der Fahreignung zeitlich begrenzt sein kann. Hinsichtlich der Beurteilung der Fahreignung bei affektiven Psychosen sei auf Kapitel 3.12.4 der Begutachtungsleitlinien verwiesen.

4.3 Anfallsartig auftretende Bewusstseinsstörungen

Das plötzliche unvorhersehbare Auftreten von Störungen des Bewusstseins mit vollständigem Bewusstseinsverlust oder partiellen Bewusstseinsveränderungen (wie z. B. bei dyskognitiven Anfällen) während des Führens eines Kraftfahrzeugs stellt zweifellos eine akute und schwere Gefährdung der Verkehrssicherheit dar. Mit solchen Störungen ist vor allem bei Epilepsie, kardio- und zerebrovaskulären Störungen oder Erkrankungen (Herzrhythmusstörungen, Herzinfarkten, Hirninfarkten) oder Narkolepsie zu rechnen. Das erstmalige Auftreten einer plötzlichen Bewusstseinsstörung ist nicht vorhersehbar; entscheidend ist die Frage der Rezidivwahrscheinlichkeit. Dementsprechend wird in den Begutachtungsleitlinien (Kap. 3.9.6) ausgeführt: „Wer epileptische Anfälle erleidet, ist nicht in der Lage, den Anforderungen zum Führen von Kraftfahrzeugen beider Gruppen gerecht zu werden, solange ein wesentliches Risiko von Anfallsrezidiven besteht. Grundsätzlich gilt dies auch für andere anfallsartig auftretende Störungen mit akuter Beeinträchtigung des Bewusstseins, ...". Bei einem erstmals aufgetretenen symptomatischen epileptischen Anfall, z. B. im Zusammenhang mit einer reversiblen akuten zerebralen Erkrankung oder kurze Zeit nach einem Schädel-Hirn-Trauma oder der Operation eines Hirntumors, kann die Fahreignung nach einer anfallsfrei gebliebenen Beobachtungszeit von 3 Monaten (Fahrerlaubnisgruppe 1) bzw. von 6 Monaten (Gruppe 2) wieder bejaht werden.

Bedeutung epileptischer Anfälle für die Fahreignung: siehe Begutachtungsleitlinien Kap. 3.9.6

Die verschiedenen Bedingungen, unter denen nach dem Auftreten epileptischer Anfälle die Fahreignung wieder gegeben sein kann, sind in den Begutachtungsleitlinien (Kap. 3.9.6, S. 48) in einer übersichtlichen Tabelle zusammengestellt, mit getrennter Berücksichtigung der Fahrerlaubnisgruppen 1 und 2 (siehe Tab. 1).

Tabelle 1:
Übersicht über die Bedingungen, unter denen beim Auftreten epileptischer Anfälle die weitere Fahreignung zeitlich begrenzt oder auf Dauer nicht gegeben ist, getrennt nach den Fahrerlaubnisgruppen 1 und 2 (aus Gräcmann & Albrecht, 2014, S. 48)

Störung	Gruppe 1	Gruppe 2
Erstmaliger, unprovozierter Anfall ohne Anhalt für eine beginnende Epilepsie	Keine Kraftfahreignung für 6 Monate	Keine Kraftfahreignung für 2 Jahre
Erstmaliger, provozierter Anfall mit vermeidbarem Auslöser	Keine Kraftfahreignung für minimal 3 Monate	Keine Kraftfahreignung für minimal 6 Monate
Epilepsie	In der Regel keine Kraftfahreignung; Ausnahme: – Mindestens 1-jährige Anfallsfreiheit (auch mit medikamentöser Therapie) – Keine eignungsausschließenden Nebenwirkungen der Therapie	In der Regel keine Kraftfahreignung; Ausnahme: – Mindestens 5-jährige Anfallsfreiheit ohne medikamentöse Therapie
Persistierende Anfälle ohne zwangsläufige Einschränkung der Kraftfahreignung	– Ausschließlich an den Schlaf gebundene Anfälle nach mindestens 3-jähriger Beobachtungszeit – Ausschließlich einfache fokale Anfälle ohne Bewusstseinsstörung und ohne motorische, sensorische oder kognitive Behinderung nach mindestens 1-jähriger Beobachtungszeit	Keine Kraftfahreignung
Anfallsrezidiv bei bestehender Fahreignung nach langjähriger Anfallsfreiheit	Kraftfahreignung nach 6 Monaten wieder gegeben (falls keine Hinweise auf erhöhtes Wiederholungsrisiko). Bei vermeidbaren Provokationsfaktoren 3 Monate Fahrpause	Keine Kraftfahreignung
Beendigung einer antiepileptischen Therapie	Keine Kraftfahreignung für die Dauer der Reduzierung des letzten Medikamentes sowie die ersten 3 Monate ohne Medikation (Ausnahmen in gut begründeten Fällen möglich)	Keine Kraftfahreignung

Da anfallsartig auftretende Bewusstseinsstörungen zunächst oft nur von den betroffenen Personen bemerkt werden oder sich erst einige Zeit nach der Diagnose und Behandlung einer zerebralen Schädigung oder Erkrankung manifestieren, kommt der Selbstprüfungspflicht des einzelnen Verkehrsteilnehmers im Sinne von § 2 Abs. 1 Satz 1 der Fahrerlaubnis-Verordnung in diesen Fällen eine besondere Bedeutung zu.

4.4 Möglichkeiten der Kompensation von Leistungsmängeln

4.4.1 Kompensation durch technische Maßnahmen oder Hilfsmittel

Der Verlust oder die vollständige Lähmung von Gliedmaßen kann weitgehend durch technische Besonderheiten oder Veränderungen des Fahrzeugs („Beschränkungen" nach der Terminologie der FeV) ausgeglichen werden, zumindest soweit es das Führen von Personenkraftwagen betrifft. Typische Maßnahmen bei stark ausgeprägten einseitigen Lähmungen, wie sie bei neurologischen Patienten nach Schlaganfällen häufig auftreten, sind die Benutzung eines Fahrzeugs mit Schaltautomatik bei linksseitiger Beinparese, der Umbau der Fußpedale bei rechtsseitiger Beinparese, die Anbringung eines Drehknopfes am Lenkrad sowie Anpassungen der verschiedenen Funktionshebel (z. B. Feststellbremse) oder Schalter bei unilateralen Armparesen. Detaillierte Angaben bezüglich der Funktionsausfälle und der erforderlichen technischen Maßnahmen finden sich im Anhang B (Nr. 2.1 bis 2.14) der Begutachtungsleitlinien. Bei Einschränkungen der Muskelkraft z. B. infolge unvollständiger Paresen, Muskelatrophie oder Multipler Sklerose kann eine Kompensation durch besondere Lenkhilfen oder Bremskraftverstärker erreicht werden (siehe Anhang B, Nr. 2.15). Beeinträchtigungen der Sehschärfe sind in vielen Fällen durch optische Sehhilfen zu kompensieren. Eine hochgradige Schwerhörigkeit muss – soweit möglich – bei Fahrerlaubnis der Gruppe 2 mit einer adäquaten Hörhilfe korrigiert werden (siehe Begutachtungsleitlinien, Kap. 3.2). Bei gravierenden Störungen der topo- oder geographischen Orientierung z. B. infolge einer schweren, globalen Amnesie können Navigationssysteme hilfreich sein. Für die seltenen Fälle einer gravierenden Einschränkung der Merkspanne, die zum raschen Vergessen von Verkehrszeichen, z. B. streckenweisen Geschwindigkeitsbeschränkungen, führen kann, ist an den Einsatz von Fahr-Assistenzsystemen zur Erkennung und Meldung von Verkehrszeichen zu denken; diese zeigen bislang allerdings vor allem das Auftreten von Verkehrsverboten (z. B. Beginn eines Tempolimits) an, aber nicht immer auch deren anschließende Aufhebung.

4.4.2 Kompensation durch kognitive (psychische) Fähigkeiten

Eine Kompensation kognitiver Leistungsmängel ist nur begrenzt möglich

Zur Frage der Kompensation von Eignungsmängeln führen die Begutachtungsleitlinien (Kap. 2.6) aus: „Die Kompensationsmöglichkeiten bei Einschränkung der psychischen Leistungsfähigkeit (siehe Kap. 2.5 „Anforderungen an die psychische Leistungsfähigkeit") sind, wenn es in Teilbereichen zu Minderleistungen kommt, nur in begrenztem Maße gegeben. Sie sind umso geringer, je krasser der Leistungsausfall in einem Teilbereich oder je vielfältiger die Leistungseinschränkungen – im Sinne einer Mängelkumulation – sind." Eine Möglichkeit zur Kompensation der angesprochenen Leistungsmängel (in den Bereichen der Konzentrationsfähigkeit, Aufmerksamkeit, Reaktionsfähigkeit, optischen Orientierung und Belastbarkeit) wird vor allem in einer „sicherheits- und verantwortungsbewussten Grundeinstellung, die erwarten lässt, dass die Unzulänglichkeiten der eigenen Leistungsausstattung selbstkritisch reflektiert wurden und diese beim Fahrverhalten berücksichtigt werden", in der Fähigkeit zu vorausschauendem, umsichtigem Denken und Handeln sowie in einem ausgeprägten Risikobewusstsein gesehen.

Auf das konkrete Verkehrsverhalten bezogen können sich diese Kompensationsfaktoren z. B. im sorgfältigen Einhalten von Sicherheitsabständen zu vorausfahrenden Fahrzeugen und beim Einfädeln in den fließenden Verkehr an Kreuzungen, in einer auf die eigene Leistungsfähigkeit abgestimmten Fahrgeschwindigkeit und im Vermeiden unnötiger oder riskanter Überholmanöver äußern. Auch das bewusste Vermeiden von Zeiten mit besonders starkem Verkehrsaufkommen oder der Verzicht auf Fahrten bei schwierigen Sicht- oder Straßenverhältnissen (Dunkelheit, Glätte usw.) sind Kompensationsmöglichkeiten.

Als Voraussetzung für diese Kompensationsmöglichkeiten wird eine zumindest ausreichende allgemeine intellektuelle Leistungsfähigkeit betrachtet, die mit psychometrischen Tests geprüft werden kann. Die übrigen der genannten Persönlichkeitseigenschaften oder Fähigkeiten müssen jedoch im Wesentlichen auf der Grundlage des neurologischen und neuropsychologischen Gesamtbefundes beurteilt werden. Entscheidende Hinweise hierzu können sich darüber hinaus vor allem aus der Beobachtung des Verhaltens bei einer Fahrprobe ergeben, wie im vorigen Abschnitt dargelegt, oder in geeigneten Fahrsimulator-Tests.

Speziell auf die Erfassung der Risikobereitschaft im Verkehrsverhalten ausgerichtet sind das „Inventar verkehrsrelevanter Persönlichkeitseigenschaften" (IVPE) im Wiener Testsystem und der „Wiener Risikobereitschaftstest Verkehr" (WRBTV) im Expertensystem Verkehr (Schuhfried, 2005). Nach den Ergebnissen einer Studie von Sommer et al. (2010) an einer umfangreichen Patientengruppe (siehe unten, Kap. 6.1.1.1 und 6.1.1.2) lagen die Korrelationen zwischen den fünf Testvariablen (Risikobereitschaft, Psychische Stabilität, Verantwortungsbewusstsein, Selbstkontrolle und Spannungsbedürfnis/Abenteuerlust) einerseits und der Gesamtnote einer Fahrverhaltensprobe andererseits jedoch nur zwischen Werten von –.207 und .181. Die Aussagekraft dieser psychometrischen Variablen in Bezug auf das praktische Fahrverhalten ist nach diesen Ergebnissen also sehr fraglich.

5 Verkehrspsychologische Modelle des Fahrverhaltens

In Diskussionen über die Beurteilung der Fahreignung hirngeschädigter Patienten wird gelegentlich die Auffassung geäußert, dass sich das Vorgehen möglichst auf eine allgemein gültige Modellvorstellung des Fahrverhaltens stützen sollte.

Aus diesem Grund werden im Folgenden zwei in neuerer Zeit publizierte Modelle dargelegt und hinsichtlich der Möglichkeiten erörtert, die sich aus solchen Konzepten für die praktische Beurteilung der Fahreignung ergeben könnten.

Psychologisch konzipierte Fahrverhaltensmodelle zielen darauf ab, die Besonderheiten der Verkehrssituation, deren wechselnde Anforderungen an das Fahrverhalten sowie die Fahrkompetenz des Verkehrsteilnehmers miteinander zu verknüpfen. Als weitere Komponente wird meist die Fahrabsicht (Zielsetzung der Fahrt) einbezogen. Eine umfassende, allgemein gültige Erklärung des Fahrverhaltens durch solche Modelle erscheint zwar kaum möglich (Hoyos, 1991), sie können jedoch den Überblick über die Komplexität der Sachverhalte erleichtern und dazu beitragen, dass in Untersuchungen der Fahrkompetenz und Beurteilungen des Fahrverhaltens keine wesentlichen Aspekte vernachlässigt werden.

Sturzbecher und Weiße (2010) beschreiben ein Modell der Fahrkompetenz (siehe Abbildung 1), das von den Fahrverhaltensmodellen von Rasmussen (1983) und Donges (1982) ausgeht. Diese beiden Modelle umfassen in ähnlicher Weise drei Ebenen oder Komponenten des Verhaltens:

- Die oberste Ebene betrifft das „wissensbasierte Verhalten“ (Rasmussen) bzw. die „Navigation“ (Donges). Auf dieser Ebene erfolgen z. B. die Planung der Fahrt (Strecke, Zeitbedarf, Tageszeit, Witterungsverhältnisse etc.) ebenso wie Handlungsentscheidungen im Prozess des Fahrens, z. B. die Entscheidung, was beim Ausfall einer Ampelanlage an einer komplexen Kreuzung oder bei einer unerwarteten Straßensperrung zu tun ist. Es handelt sich hierbei um bewusst ausgeführte Entscheidungen und Handlungen.
- Die zweite Ebene betrifft das „regelbasierte Verhalten“ (Rasmussen) bzw. die „Fahrzeugführung“ (Donges). Auf dieser Ebene laufen eingeübte Verhaltensweisen ab, wie z. B. das Drosseln der Geschwindigkeit als Reaktion auf Bremssignale von vorausfahrenden Fahrzeugen, das umsichtige Einordnen, Spurwechseln und Einfädeln, das Ausführen von Überholvorgängen oder auch der rechtzeitige Wechsel vom Fern- aufs Abblendlicht mit Rücksicht auf den Gegenverkehr bei Nachtfahrten. Mit zunehmender Fahrpraxis werden diese Verhaltensweisen zunehmend automatisiert.
- Die dritte, unterste Ebene betrifft das „fertigkeitsbasierte Verhalten“ (Rasmussen) bzw. die „Stabilisierung“ (Donges). Hier handelt es sich – beim erfahrenen, routinierten Fahrzeugführer – um ganz weitgehend automatisierte, nicht mehr bewusst kontrollierte, durch Sinneseindrücke und Wahrnehmungen ausgelöste reflexartige Aktionen, wie z. B. das rasche Abbremsen oder Ausweichen vor Hindernissen in Gefahrensituationen oder das Spurhalten bei plötzlich auftretendem seitlichen Windeinfall.

Im Wesentlichen entsprechen diese Ebenen den „strategischen“ (Planen), „taktischen“ (Manövrieren) und „operationalen“ (Kontrollieren) Fahrverhaltensebenen in der häufig angeführten älteren Terminologie von Michon (1985).

Den genannten drei „Anforderungsebenen des Verhaltens“ (Navigations-, Führungs- und Stabilisierungsebene) ordnen Sturzbecher und Weiße (2010) in ihrem Modell (siehe Abb. 1) drei Facetten des „Bewältigungsverhaltens“ zu: „Ziel- und Routenplanung“, „Durchführung von Fahrmanövern“ und „Kontrolle der Fahrzeugbedienung“, die den im vorigen Absatz exemplarisch angeführten Fahrverhaltensweisen entsprechen. Darüber hinaus ergänzen sie das Modell zum einen auf der Seite der Anforderungsebenen durch eine an oberster Stelle stehende „Werteebene“, der auf der Seite des Bewältigungsverhaltens die Facette „Sozial- und Umweltverhalten, Risikomanagement, Selbstevaluation“ zugeordnet wird. Zwischen den „Anforderungsebenen des Verhaltens“ und dem „Bewältigungsverhalten“ fügen sie eine Struktur „Kompetenzkomponenten“ ein. Diese Struktur umfasst die Komponenten „Prozesswissen“ (mit den Teilkomponenten „Explizites Wissen“ und „Implizites Wissen“) sowie „Motivation“. Die Flächen der Dreiecke, die die zwei Teilkomponenten des Prozesswissens (explizites und implizites Wissen) und die Komponente der Motivation graphisch repräsentieren, veranschaulichen den unterschiedlich großen Beitrag der jeweiligen Komponente auf den vier Anforderungsebenen und den korrespondierenden Facetten des Bewältigungsverhaltens: So spielt beispielsweise das explizite Wissen (oder Gedächtnis) auf der Werte- und der Navigationsebene und im korrespondierenden Bewältigungsverhalten eine große Rolle; Analoges gilt für die Motivation. Das implizite Wissen (oder prozedurale Gedächtnis) ist demgegenüber auf der Stabilisierungs- und der Führungsebene von großer Bedeutung, kaum aber auf der Navigations- oder Werteebene.

Sturzbecher und Weiße (2010) entwickelten ihr Modell in erster Linie unter dem Aspekt der Schulung und Prüfungsvorbereitung von Fahranfängern, d. h. im Hinblick auf den Erwerb der Fahrkompetenz. Dabei spielt die Automatisierung der unterschiedlichen Leistungen und Verhaltensweisen eine ganz erhebliche Rolle, also der Übergang vom expliziten Faktenwissen bzw. expliziten

Anforderungsebenen des Verhaltens	Kompetenzkomponenten	Bewältigungsverhalten
Werteebene	Prozesswissen / Motivation	z. B. Sozial- u. Umweltverhalten, Risikomanagement, Selbstevaluation
Navigationsebene	Explizites (Fakten) Wissen	Ziel- und Routenplanung
Führungsebene		Durchführung von Fahrmanövern
Stabilisierungsebene	Implizites Wissen	Kontrolle der Fahrzeugbedienung

Abbildung 1:
Vorschlag zur Strukturierung der inhaltlichen Anforderungen und psychischen Komponenten der Fahrkompetenz (aus Sturzbecher & Weiße, 2010, S. 23, Bild 4)

Gedächtnis ins implizite, prozedurale Wissen und Gedächtnis. Dieser Automatisierungsprozess setzt sich nach dem Erwerb der Fahrerlaubnis mit zunehmender Fahrpraxis noch lange Zeit fort.

Im Unterschied zu Fahranfängern ist dieser Prozess bei der Mehrzahl der neurologischen Patienten, um die es hier geht, weitgehend abgeschlossen. Die Kompetenzen auf der dritten und vierten Ebene der Bewältigung des Fahrverhaltens (Durchführung von Fahrmanövern und Kontrolle der Fahrzeugbedienung) können für den Zeitpunkt vor der Erkrankung deshalb als gegeben und mehr oder weniger voll entwickelt betrachtet werden. Bei der Beurteilung der Fahreignung neurologischer Patienten mit zerebralen Schädigungen oder Erkrankungen geht es insofern um die Frage möglicher direkt krankheitsbedingter oder durch ZNS-wirksame Medikamente hervorgerufener Beeinträchtigungen der bereits erworbenen und weitgehend automatisierten Fahrkompetenzen. Dieser Sachverhalt muss bei einer Prüfung der Fahreignung berücksichtigt werden: Es kann nicht ohne weiteres davon ausgegangen werden, dass die zur Verfügung stehenden psychodiagnostischen Testverfahren sich für die Prüfung der für das Führen eines Kraftfahrzeugs relevanten automatisierten Kompetenzen eignen. Vielmehr spricht manches dafür, dass die Tests zumindest teilweise ungewohnte Anforderungen an die Probanden stellen.

Eine von Groeger (2000) beschriebene Modellvorstellung, die zum Verständnis insbesondere der kognitiven Grundlagen des Fahrverhaltens beitragen soll, postuliert vier Prozesse (die auch als Elemente oder Facetten bezeichnet werden):

- Im ersten Prozess („implied goal interruption") geht es darum, dass Veränderungen entdeckt werden, die eine bevorstehende, drohende Unterbrechung der aktuellen Fahrabsicht (Ziel oder Zweck der Fahrt) implizieren. Als Beispiel kann man an das Bemerken spielender Kinder in der Nähe von parkenden Fahrzeugen oder einer plötzlichen Abstandsverringerung zum vorausfahrenden Fahrzeug denken.
- Im zweiten Prozess („appraisal of future interruption") werden die möglichen Konsequenzen der entdeckten Veränderung oder Bedrohung kognitiv analysiert und bewertet. Dabei spielen das Verantwortungsgefühl, das Vertrauen in die eigene Fähigkeit und in die Fähigkeit der anderen Verkehrsteilnehmer, die eigene Stressanfälligkeit oder Neigung zu intolerantem Verhalten eine Rolle.
- Im dritten Prozess („action planning") werden Handlungsmöglichkeiten ausgewählt, der Situation angemessene und erfolgversprechende Handlungen konzipiert und die entsprechenden Aktionen vorbereitet. Hierbei spielt das schnelle Abwägen von Handlungsalternativen, das Verwerfen von ins Auge gefassten Aktionen und das letztendliche Entscheiden für die wahrscheinlich beste Aktion eine wesentliche Rolle. So kann es z. B. bei einem drohenden Zusammenstoß mit einem entgegenkommenden Fahrzeug oder einem Wildschwein am Straßenrand sinnvoll sein, Licht- und Tonsignale zu geben, eine Notbremsung auszuführen oder auszuweichen (besser nach rechts oder doch lieber nach links?) und dergleichen.
- Der vierte Prozess („implementation") betrifft die effektive Ausführung der in der aktuellen Situation erforderlichen Aktionen. Hier ist in erster Hinsicht,

aber nicht ausschließlich, an Handlungs-Routinen zu denken, wie der schnelle Blick in die Rückspiegel oder über die Schulter, bevor bei drohendem Auffahrunfall ein schnelles Ausweichmanöver nach links oder rechts vorgenommen wird, oder das Bremsen in angemessener Stärke und anderes. Die senso-motorische Kontrolle und die Koordination von Auge-, Hand- und Fußbewegungen sind dabei von fundamentaler Bedeutung.

Eine Besonderheit der von Groeger (2000) entwickelten Modellvorstellung kann darin gesehen werden, dass die postulierten Prozesse sich in den Ergebnissen von vier Faktorenanalysen widerspiegelten, die mit den Daten aus einer umfangreichen psychometrischen Testuntersuchung bei mehr als 400 Autofahrern durchgeführt wurden. Mit einer darauf aufbauenden konfirmatorischen Faktorenanalyse konnte die Zuordnung der ermittelten Faktoren zu den vier Prozessen des Modells bestätigt werden.

Leider findet sich bei Groeger (2000) keine genaue Angabe oder Beschreibung der verwendeten psychodiagnostischen Testverfahren, und bei den als Informationsquellen zitierten Publikationen handelt es sich um unveröffentlichte Projektberichte. Dies stellt eine Übertragung der berichteten empirischen Ergebnisse und der Modellvorstellung auf andere Studien oder gar den Versuch einer Anwendung auf die Fahreignungsbeurteilung einzelner Personen infrage.

Speziell für die konkrete Aufgabe der Beurteilung der Fahreignung individueller hirngeschädigter Patienten ist auch das von Groeger (2000) beschriebene kognitionspsychologisch ausgerichtete Modell allenfalls insofern hilfreich, als es unterschiedliche Funktionen impliziert, die mit psychodiagnostischen Testverfahren geprüft werden können. In dieser Hinsicht geht das Modell allerdings nicht über die Vorgaben der Begutachtungsleitlinien zur Kraftfahreignung (Gräcmann & Albrecht, 2014) hinaus, in denen verschiedene körperlich-geistige (psychische) Voraussetzungen spezifiziert werden, die für die sichere Bewältigung der Fahraufgaben unerlässlich sind.

Bisherige Fahrverhaltens-Modelle tragen wenig zur Beurteilung der Fahreignung im Einzelfall bei

Im Übrigen gelten auch für das Modell von Groeger die Bedenken, dass psychodiagnostische Testverfahren nicht unbedingt geeignet sind, um die weitgehend automatisierten Fertigkeiten zu erfassen, die für das Ausführen von Fahrmanövern und die Fahrzeugbedienung entscheidend sind.

6 Forschungsergebnisse zur Fahreignung bei neurologischen Patienten

Wie bereits in Kapitel 4 angemerkt, ist nicht die Diagnose eines bestimmten neurologischen Krankheitsbildes für die Frage der weiteren Fahreignung eines Patienten entscheidend, sondern die Art und Schwere der im individuellen Fall festzustellenden Funktionsausfälle oder Leistungsstörungen. Es gibt keine feste Zuordnung zwischen bestimmten Krankheitsbildern und bestimmten Funktionsstörungen. So können z. B. fahreignungsrelevante Beeinträchtigungen der unterschiedlichen Aufmerksamkeitsleistungen genauso nach Schlaganfällen wie nach traumatischen oder operativen Hirnschädigungen sowie entzündlichen oder degenerativen zerebralen Erkrankungen auftreten, oder infolge der Einnahme ZNS-wirksamer Medikamente. Andererseits gibt es auch keine zerebrale Erkrankung oder Schädigung, bei der grundsätzlich nicht mit fahreignungsrelevanten Leistungsmängeln gerechnet werden müsste, und nur mit Einschränkungen ist es möglich, direkt von der allgemeinen neurologischen Diagnose auf den Verlust der Fahreignung zu schließen, z. B. bei der Diagnose einer Epilepsie mit wiederholten Anfällen oder einer Demenz im fortgeschrittenen Stadium.

Da in der klinischen Praxis die medizinische Diagnose zunächst im Vordergrund steht, wird oft auch die Frage der Fahreignung zunächst unter dem Aspekt der Diagnose betrachtet (siehe z. B. Brunnauer, Buschert & Laux, 2014; Küst & Dettmers, 2014; Marx, 2014; von Brevern, von Stuckrad-Barre & Fetter, 2014). Hierzu mag auch beitragen, dass in den Begutachtungsleitlinien zur Kraftfahreignung im „Speziellen Teil“ (Kap. 3) mehrfach medizinische Diagnosen genannt werden – wobei sich die Ausführungen zu den möglichen Einschränkungen der Fahreignung dann allerdings in spezifischer Weise auf die bei den Krankheitsbildern häufig vorkommenden Funktionsstörungen und Leistungsmängel beziehen. Ebenso wird in wissenschaftlichen Publikationen zum Thema der Fahreignung bei neurologischen Patienten oft im Titel ein spezielles Krankheitsbild wie Schlaganfall, Schädel-Hirn-Trauma, Parkinson-Krankheit, Multiple Sklerose oder Demenz genannt, obwohl sich die Untersuchungen auf allgemeine, nicht diagnose-spezifische Funktionsstörungen beziehen, die auch bei anderen Krankheitsbildern auftreten; der Titel dient in diesen Fällen vor allem der raschen Orientierung bezüglich der untersuchten Patientengruppen. Soweit im Folgenden die Darstellung und Diskussion der Ergebnisse klinischer Studien der Unterscheidung zwischen neurologischen Diagnosen folgt, dient auch dies lediglich der allgemeinen Orientierung und soll keine spezielle Beziehung zwischen Diagnose und Fahreignung suggerieren.

6.1 Untersuchung, Beurteilung und Prognose der Fahreignung neurologischer Patienten

Die Mehrzahl der wissenschaftlichen Studien zur Fahreignung bei neurologischen Erkrankungen betrifft die Untersuchung von Patienten nach Schlaganfällen (ischämische Insulte oder Hirnblutungen) und traumatischen Hirnverletzungen (gedeckte Schädel-Hirn-Traumata oder offene Hirnverletzungen). Diese Patienten können je nach der Lokalisation, Ausdehnung und Schwere der Hirnschädigung sehr unterschiedliche Störungen der motorischen, sensorischen oder kognitiven Funktionen aufweisen, wie z. B. Lähmungen, Gesichtsfelddefekte mit oder ohne Neglect, Störungen der Aufmerksamkeit und Reaktionsfähigkeit, der visuell-räumlichen Wahrnehmung und Orientierung im Raum, der Gedächtnisleistungen, der Sprachfähigkeit oder der Fähigkeit zu schlussfolgerndem und vorausschauendem Denken und Planen. Eine Reihe von Untersuchungen speziell bei Demenzkranken befasst sich mit der Beeinträchtigung des Fahrverhaltens infolge der gravierenden kognitiven Störungen dieser Patienten, die zu einem Mangel an Einsicht in und Übersicht über die Verkehrssituationen führen. Andere Studien befassen sich mit der Fahreignung bei Patienten mit Parkinson-Krankheit oder Multipler Sklerose; hier stehen die motorischen und psychomotorischen Funktionsbeeinträchtigungen im Vordergrund. Einige Publikationen betreffen die Fahreignung bei Patienten, die unter Störungen des Bewusstseins oder der Wachheit leiden, wie z. B. bei Epilepsie, Narkolepsie oder anderen Krankheiten.

Als entscheidendes Kriterium der Fahreignung gilt meist das Ergebnis einer Fahrverhaltensprobe

Zur Beurteilung der Fahreignung der Patienten werden in fast allen Studien psychometrische Testverfahren eingesetzt, deren Art und Anzahl allerdings erheblich zwischen den Studien variiert. In der Regel besteht das Ziel darin festzustellen, inwieweit auf der Grundlage der psychometrischen Testergebnisse eine Aussage über die Fahreignung der Patienten getroffen werden kann. Für die Beantwortung dieser Frage wird in der überwiegenden Mehrzahl der Studien das Ergebnis einer Fahrverhaltensprobe im öffentlichen Straßenverkehr als Außenkriterium herangezogen. Teilweise werden stattdessen oder zusätzlich die Leistungen der Patienten in einem Fahrsimulator-Test als Kriteriumsvariablen verwendet.

Die Generalisierbarkeit der Studien-Ergebnisse wird durch die Unterschiedlichkeit der Patientenstichproben und Untersuchungsinstrumente erschwert

Wegen der Unterschiedlichkeit sowohl der eingesetzten psychometrischen Tests als auch der realen oder simulierten Fahrproben sind die Befunde der verschiedenen Studien nicht ohne Einschränkungen miteinander vergleichbar. Ebenso erschwert die Unterschiedlichkeit der Art und Stärke der Funktionsbeeinträchtigungen bei den jeweils untersuchten Patientenstichproben die Generalisierbarkeit der Schlussfolgerungen, und zwar auch dann, wenn es sich um das gleiche Krankheitsbild handelt.

In den folgenden Kapiteln werden, ohne Anspruch auf Vollständigkeit, vor allem neuere Forschungsarbeiten kurz referiert. Der Schwerpunkt der Darstellung liegt dabei auf den Ergebnissen zur Vorhersage des Ausgangs einer Fahrverhaltensprobe auf der Basis neuropsychologischer Testleistungen oder der Leistungen der Patienten bei einer Fahrsimulator-Prüfung. Studien, in denen lediglich korrelative Zusammenhänge zwischen Leistungsvariablen und der Beurteilung des Fahrverhaltens oder statistische Leistungsunterschiede zwischen Personengruppen mit bestandener und nicht-bestandener Fahrprobe mitgeteilt werden, wurden nicht berücksichtigt; derartige Angaben eignen sich nicht für die Aufgabe der individuellen Beurteilung der Fahreignung.

Wegen der großen Unterschiedlichkeit der Befunde haben wir uns bewusst für eine relativ detaillierte Darlegung der einzelnen Studienergebnisse entschieden, um es dem Leser zu ermöglichen, eine eigenständige Bewertung vorzunehmen. Eine zusammenfassende Bewertung der Ergebnisse der unterschiedlichen Studien wird in Kapitel 6.1.8 gegeben. Im Anhang findet sich eine tabellarische Übersicht über die in den Studien erzielten Vorhersage-Kennwerte.

6.1.1 Schlaganfall und Schädel-Hirn-Trauma

Schlaganfall (Stroke) und, in zweiter Linie, Schädel-Hirn-Trauma (Traumatic Brain Injury) sind die häufigsten Diagnosen bei Patienten mit zerebralen Schädigungen. Dies ist der Grund dafür, dass sich die Mehrzahl der Fahreignungsstudien auf Patienten nach Schlaganfall oder Schädel-Hirn-Trauma bezieht. Aufgrund der unterschiedlichen Lokalisation und Ausdehnung der betroffenen Hirnregionen sind diese Hirnschädigungen mit qualitativ und quantitativ sehr unterschiedlichen Funktionsbeeinträchtigungen verbunden. So kann sich bei den Patienten das gesamte Spektrum motorischer, sensorischer, kognitiver und affektiver Störungen zeigen, entweder in Form mehr oder weniger isolierter oder mehrerer, miteinander kombinierter Funktionsdefizite unterschiedlichen Schweregrades. Vor allem hierauf ist es wohl zurückzuführen, dass der Anteil der Patienten, die bei einer Fahrverhaltensprobe versagen, sehr stark zwischen den verschiedenen Studien schwankt: Nach einer Übersicht von Devos et al. (2011) variiert dieser Anteil bei 30 Studien mit Schlaganfall-Patienten aus den Jahren 1983 bis 2010 zwischen minimal 12 % und maximal 76 %. Vermutlich spielt dabei allerdings auch die Unterschiedlichkeit der jeweils verwendeten Fahrverhaltensproben und Beurteilungsprozeduren eine Rolle.

Bei der Durchsicht der Publikationen wird außerdem deutlich, dass eine Vielfalt sehr unterschiedlicher psychodiagnostischer Tests als potenzielle Prädiktoren der Fahreignung in Betracht gezogen wurde. Marshall et al. (2007) sowie Devos et al. (2011) führen in ihren systematischen Übersichten über die einschlägigen Publikationen bis zum Jahr 2005 bzw. 2010 mehr als 30 bzw. 50 unterschiedliche Testverfahren an. Eine ähnlich hohe Anzahl von Tests und Testvariablen findet sich in einer Meta-Analyse von Mathias und Lucas (2009). Welche Tests jeweils eingesetzt wurden, scheint vor allem davon abzuhängen, welche Leistungen von den Autoren a priori als besonders fahreignungsrelevant betrachtet wurden. In den einzelnen Studien wurden meist 10 bis 15 Test-Leistungswerte als mögliche Prädiktoren der Fahreignung verwendet. Bei Anwendung z. B. einer multivariaten Diskriminanzanalyse mit schrittweiser Selektion derjenigen Variablen, die sich am besten zur Vorhersage der Fahreignung (gemessen am Ergebnis einer Fahrprobe) eignen, bleiben dann allerdings oft nur wenige aussagekräftige Prädiktorvariablen übrig, die sich außerdem von Studie zu Studie erheblich unterscheiden.

Im Hinblick auf die genannten Fakten überrascht es nicht, dass keine allgemein gültige Aussage über die Fahreignung nach Schlaganfall oder Schädel-Hirn-Trauma getroffen werden kann. Im Folgenden werden deshalb die Ergebnisse einiger exemplarisch ausgewählter Studien dargestellt, in denen eine Fahrverhaltensprobe im öffentlichen Straßenverkehr oder in einem Fahrsimulator als Außenkriterium eingesetzt wurde.

Bei der Bewertung der Studienergebnisse stehen die positiven und negativen prädiktiven Werte im Vordergrund

Für das Verständnis der im Folgenden zu den einzelnen Studien jeweils angeführten Kennwerte erscheint es hilfreich, zunächst das allgemeine Prinzip der Klassifikation der Patienten und der darauf basierenden Berechnung der prädiktiven und klassifikatorischen Kennwerte zu erläutern. Tabelle 2 zeigt das Klassifikationsschema in Form einer 2 × 2 Kreuztabelle. Der positive bzw. negative prädiktive Wert (ppW bzw. npW) gibt den Prozentsatz derjenigen Patienten an, für die auf der Grundlage der neuropsychologischen Testleistungen das Nicht-Bestehen (fail) bzw. Bestehen (pass) der Fahrprobe zutreffend vorhergesagt wurde. Die beiden Werte kennzeichnen also die Sicherheit der Vorhersage „nicht geeignet“ (fail) bzw. „geeignet“ (pass). „Positiv“ und „negativ“ entspricht hier dem Sprachgebrauch in der medizinischen Diagnostik zur Bezeichnung auffälliger bzw. nicht auffälliger Befunde. Die Sensitivität (Sens) gibt den Prozentsatz von allen Patienten mit nicht bestandener Fahrprobe an, deren Testleistungen mangelhaft (auffällig) waren, während die Spezifität (Spez) den Prozentsatz von allen Patienten mit bestandener Fahrprobe angibt, deren Testleistungen ausreichend (unauffällig) waren. Die Trefferquote ist der Prozentsatz der insgesamt korrekt klassifizierten Fälle der gesamten Patientengruppe.

In einigen Studien wurde der Begriff „positiv" für das Bestehen und „negativ" für das Nicht-Bestehen der Fahrprobe verwendet (Klavora, Heslegrave & Young, 2000; Burgard, 2005; Niemann & Hartje, 2007). Soweit dies bei den im Folgenden referierten Publikationen der Fall ist, wurden die Begriffe und numerischen Werte den obigen Definitionen angepasst.

Tabelle 2:
Schema und Terminologie der Kreuzklassifikation der Patienten nach dem Ergebnis der Fahrverhaltensprobe und dem Ergebnis der prädiktiven Variablen (z. B. dem Ergebnis der neuropsychologischen Testuntersuchung)

Ergebnis der Fahrprobe	Vorhersage der Fahreignung		Gesamt		
	Fail nicht geeignet	Pass geeignet			
Fail – nicht bestanden	a	b	a+b	a/(a+b)	Sens
Pass – bestanden	c	d	c+d	d/(c+d)	Spez
Gesamt	a+c	b+d	a+b+c+d		
	a/(a+c)	d/(b+d)	(a+d)/(a+b+c+d)		
	ppW	npW	Trefferquote		

Anmerkung: ppW und npW = positiver bzw. negativer prädiktiver Wert, Sens = Sensitivität, Spez = Spezifität.

Die Ergebnisse der nachfolgend dargestellten Studien mit den Kennwerten positiver und negativer prädiktiver Wert, Sensitivität, Spezifität und Trefferquote sowie mit den Zellbesetzungen (a, b, c, d) der Klassifikationstabelle sind in Tabelle A1 des Anhangs zusammengestellt. Tabelle A1 enthält jedoch nur diejenigen Studien, bei denen alle Kennwerte vorliegen oder nachberechnet werden konnten. Die Tabelle zeigt auch die Ergebnisse der in den Kapiteln 6.1.2 bis 6.1.7 referierten Studien.

6.1.1.1 Schlaganfall

Mazer, Korner-Bitensky und Sofer (1998) untersuchten 84 Schlaganfallpatienten mit einer ca. 60-minütigen standardisierten Fahrverhaltensprobe und einer Reihe von Tests, die verschiedene Leistungen der Reaktions- und Konzentrationsfähigkeit, der Schnelligkeit und Sicherheit der visuellen Wahrnehmung, der Konzentrationsfähigkeit, der räumlichen Orientierung und der Umstellungsfähigkeit prüfen (Motor-Free Visual Perception Test MVPT, Complex Reaction Timer, Single/Double Letter Cancellation, Money Road Map Test of Direction Sense, Trail Making Test A und B). Die Mehrzahl der Patienten (61 %) bestand die Fahrprobe nicht. Für jeden Test wurde ein Cut-off Wert so festgelegt, dass sich für die Vorhersage des Ausgangs der Fahrprobe (bestanden/nicht-bestanden) ein möglichst hoher positiver prädiktiver Wert ergab. Die dabei resultierenden positiven prädiktiven Werte (ppW) lagen für die 9 unterschiedlichen Test-Prädiktoren zwischen maximal 86 % (MVPT) und minimal 65 % (Double Letter Cancellation). Die negativen prädiktiven Werte (npW) variierten zwischen 58 % (MVPT) und 43 % (Double Letter Cancellation). Selbst im günstigsten Fall, beim MVPT, wurden insgesamt 30 % der Patienten falsch klassifiziert, wobei die Vorhersage des Bestehens der Fahrprobe (npW) in 42 % nicht zutraf. Damit würde also bei einem hohen Anteil der Patienten fälschlicherweise die Fahreignung bestätigt und das Risiko von Unfällen in Kauf genommen. Die Autoren vermuten, dass der sehr niedrige negative Prädiktionswert darauf zurückgeführt werden kann, dass die verwendeten Tests vor allem perzeptive Fähigkeien erfassen, dass für die Fahreignung aber auch komplexere kognitive Fähigkeiten, wie z. B. die Urteilsfähigkeit eine wesentliche Rolle spielen.

In einer späteren Studie analysierten Korner-Bitensky et al. (2000) retrospektiv die Daten von 269 Schlaganfallpatienten, die in unterschiedlichen klinischen Zentren mit dem MVPT und einer einstündigen Fahrprobe untersucht worden waren. Für den kombinierten Leistungsscore aus dem MVPT wurde auf der Basis der früheren Ergebnisse ein kritischer Cut-off-Wert von ≤ 30 bzw. > 30 für die Vorhersage des Nicht-Bestehens bzw. Bestehens der Fahrprobe gewählt. Die Fahrprobe wurde von 46 % der Patienten nicht bestanden, und bei 41 % lag der MVPT-Leistungswert unterhalb der kritischen Grenze. Der positive prädiktive Wert betrug 61 %, der negative 64 %. Die Gesamt-Trefferrate lag bei 63 %, und die Werte der Sensitivität und Spezifität ergaben sich als 54 % bzw. 70 %. Diese Ergebnisse lassen die Unsicherheit der Vorhersage deutlich erkennen. Auch eine Verschiebung der Cut-off Grenze in den unteren Bereich der MVPT-Leistungswerte ergab insgesamt keine günstigeren Resultate.

Klavora, Heslegrave und Young (2000) verglichen zwei Testbatterien, die in früheren Studien zur Vorhersage der Fahreignung verwendet wurden: Cognitive Behavioral Driver's Inventory CBDI (Engum, Lambert & Bracy, 1990) und Dynavision Performance Assessment Battery DPAB (Klavora, Gaskovski, Heslegrave, Quinn & Young, 1995). Beide Testbatterien prüfen mit zahlreichen Subtests Leistungen der Reaktionsfähigkeit, Aufmerksamkeit, visuellen Suche und Orientierung. Anhand von in vorausgehenden Studien ermittelten optimalen Cut-off Werten konnte für eine Kombination unterschiedlicher DPAB-Testwerte in einer Gruppe von 56 Schlaganfallpatienten, die eine Fahrprobe absolviert hatten, maximal eine Gesamt-Trefferquote von 77 % erzielt werden, wobei 16 % der Patienten falsch als nicht fahrgeeignet und 7 % falsch als fahrgeeignet klassifiziert wurden. Für das CBDI lagen die entsprechenden Werte bei 66 %, 30 % und 4 %. Die mitgeteilten Ergebnisse belegen nicht die Brauchbarkeit der beiden Testbatterien zur Vorhersage der Fahreignung. Eine Nachberechnung der prädiktiven Werte ist nicht möglich, da die Anzahl der Patienten mit bestandener und nicht bestandener Fahrprobe nicht angegeben wurde.

Lundqvist, Gerdle und Rönnberg (2000) untersuchten die Fahreignung von 30 Schlaganfallpatienten und 30 gesunden Vergleichspersonen sowohl mit einer Fahrprobe im öffentlichen Straßenverkehr als auch mit einem Fahrsimulator. Mit einer Reihe neuropsychologischer Tests wurden die Leistungen in den Bereichen der Aufmerksamkeit, der kognitiven und der exekutiven Fähigkeiten geprüft. Das Verhalten bei der Fahrprobe wurde nach dem Urteil des amtlichen Prüfers auf einer fünfstufigen Skala eingestuft und dichotom als beeinträchtigt oder nicht-beeinträchtigt bewertet. Danach war das Fahrverhalten bei 50 % der Patienten und 20 % der Gesunden beeinträchtigt. Eine schrittweise Diskriminanzanalyse mit 13 neuropsychologischen Prädiktorvariablen zur Vorhersage des Ergebnisses der Fahrprobe ergab eine Gesamt-Trefferquote von 83 %, wobei sich aber nur eine einzige Variable (Complex Reaction Time) als trennscharf erwies. Bei Verwendung der Fahrsimulator-Messwerte als Prädiktorvariablen zur Vorhersage des Ausgangs der Fahrprobe resultierte eine Gesamt-Trefferquote von 85 %; als signifikante Prädiktoren erwiesen sich dabei die komplexe Reaktionszeit auf unvorhersehbar auftretende visuelle Stimuli und die Distanz bis zur Kollision in unvorhersehbaren Verkehrssituationen. Bei der Bewertung der Trefferquoten muss allerdings berücksichtigt werden, dass sowohl die Patienten als auch die Gesunden in die beiden Analysen eingingen; dies weicht vom Vorgehen der anderen Studien ab, bei denen ausschließlich die Daten von Patienten analysiert wurden. Angaben zu positiven oder negativen prädiktiven Werten fehlen und lassen sich aus den angegebenen Daten auch nicht berechnen.

Im Zuge der Validierung einer standardisierten Fahrverhaltensprobe untersuchten Akinwuntan et al. (2005a) eine Gruppe von 38 Schlaganfallpatienten mit dem „Stroke Driver Screening Assessment“ SDSA (Nouri & Lincoln, 1992) und einer ca. 45-minütigen, 17 km umfassenden Fahrverhaltensprobe. Das SDSA besteht aus 3 Untertests („Dot Cancellation“, „Square Matrix“, „Road Sign Recognition“) mit insgesamt 6 Leistungsvariablen. Erfasst werden die Schnelligkeit und Sicherheit der visuellen Auffassung, die räumliche Orientierung sowie das Erkennen schematisch bildhaft dargestellter Verkehrssituationen. Aus den Leistungen im SDSA wurde für jeden Patienten eine auf einer Diskriminanzfunktion (Nouri & Lincoln, 1993) basierende dichotome Vorhersage des Ausgangs der Fahrprobe getroffen (bestanden/nicht bestanden bzw. pass/fail). Das Verhalten der Patienten bei der Fahrprobe wurde von einem die Fahrt begleitenden und überwachenden Verkehrsexperten ebenfalls dichotom als „bestanden/nicht bestanden“ beurteilt. Die meisten Patienten (76 %) bestanden die Fahrprobe nicht. Während die Vorhersage des Nicht-Bestehens der Fahrprobe zu 92,0 % (ppW) zutraf und somit recht sicher war, zeigt der negative prädiktive Wert von 53,8 % (npW), dass die Vorhersage des Bestehens der Fahrprobe bei rund 46,2 % der Patienten falsch war.

Sommer et al. (2010) untersuchten die Frage, ob die Vorhersage des Ergebnisses einer Fahrverhaltensprobe durch die Kombination der üblicherweise als Fahreignungsprädiktoren verwendeten kognitiven Leistungsvariablen mit verkehrsrelevant erscheinenden Persönlichkeitsmerkmalen verbessert werden kann. Bei einer Stichprobe von 109 Schlaganfallpatienten wurde das „Expertensystem Verkehr“ bzw. das „Wiener Testsystem“ (Schuhfried, 2005) eingesetzt, mit dem einerseits 7 Leistungswerte aus den Bereichen des schlussfolgernden Denkens, der visuellen Auffassungsschnelligkeit, der Wahrnehmung im peripheren Gesichtsfeld, der Reaktionsfähigkeit auf einfache und komplexe Reize, der selektiven und der geteilten Aufmerksamkeit und andererseits 5 Persönlichkeitsvariablen (Einschätzung der Risikobereitschaft, emotionale Stabilität, soziale Verantwortlichkeit, Selbstkontrolle und Neigung zu riskantem Verhalten) erhoben werden. Das Fahrverhalten der Patienten wurde mit einer standardisierten ca. 45-minütigen Fahrprobe geprüft und mit 1 bis 6 Punkten bewertet sowie dichotom als bestanden (1 bis 3 Punkte) oder nicht-bestanden (4 bis 6 Punkte) klassifiziert. Bei 22 % der Patienten wurde die Fahrprobe als nicht-bestanden bewertet. Eine Diskriminanzanalyse mit simultanem Einschluss aller 12 Prädiktorvariablen und Kreuzvalidierung der Klassifikation ergab einen sehr hohen positiven und negativen prädiktiven Wert (90,5 % bzw. 94,3 %). Insgesamt wurde eine Trefferquote von 93,6 % erreicht. Vier Variablen trugen signifikant zur Vorhersage des Fahrprobenergebnisses bei: komplexe Reaktionszeit, visuelle Auffassungsschnelligkeit, Risikobereitschaft und soziale Verantwortlichkeit. Eine Diskriminanzanalyse mit schrittweiser Variablenselektion wurde nicht durchgeführt.

Devos et al. (2011) führten die Untersuchungsdaten von 152 Schlaganfallpatienten aus früheren Studien (Akinwuntan, De Weerdt, Feys et al., 2005b; Akinwuntan, Feys, De Weerdt et al., 2006; Akinwuntan, Devos, Feys et al., 2007) zusammen und ermittelten für diese umfangreiche Stichprobe die prädiktiven Werte für die Vorhersage des Ergebnisses einer Fahrverhaltensprobe aus den Leistungen bei zwei psychometrischen Tests: „Road Sign Recognition" und „Compass". Für jeden der Tests war ein Cut-off Wert so festgelegt worden, dass eine Test-Sensitivität von mindestens 80 % resultierte. Für die danach erfolgende Kreuzklassifikation der Patienten ergaben sich für den „Road Sign Recognition" Test positive bzw. negative prädiktive Werte von 56 % bzw. 83 % und für den „Compass" Test von 56 % bzw. 84 %. In beiden Fällen erwies sich demnach die Vorhersage des Nicht-Bestehens der Fahrprobe (ppW) als sehr unsicher. Der Anteil derjenigen Patienten, die die Fahrprobe nicht bestanden hatten, betrug in dieser Studie 41 %.

Die im vorigen Abschnitt zitierten Publikationen von Akinwuntan und Mitarbeitern (2005b, 2006, 2007) weichen vom Vorgehen der anderen Studien mit Schlaganfallpatienten insofern wesentlich ab, als hier nicht das Ergebnis einer Fahrverhaltensprobe als Außenkriterium verwendet wurde, sondern die Entscheidung eines Untersucher-Teams (Neurologe, Ergotherapeut, Neuropsychologe) über die Fahreignung der Patienten. Das Team stützte sich bei dieser Entscheidung auf die Gesamt-Leistung der Patienten in einer Serie von 15 Tests, einschließlich einer Fahrverhaltensprobe. Eine Einordnung der Resultate dieser Untersuchungen in die Befunde der anderen Studien ist wegen der Vermengung der Kriterien nicht sinnvoll.

Niemann und Hartje (2013) analysierten die über mehrere Jahre hinweg in zwei Rehabilitationskliniken erhobenen Daten von Patienten, die sich einer Prüfung und Beurteilung ihrer Fahreignung unterzogen. In 286 Fällen handelte es sich um Schlaganfallpatienten. Als neuropsychologische Testverfahren wurden Untertests der „Testbatterie zur Aufmerksamkeitsprüfung TAP" und der „Trail Making Test A und B" (Schellig, Drechsler, Heinemann & Sturm, 2009; Zimmermann & Fimm, 2009) eingesetzt. Als Außenkriterium diente eine ca. 90-minütige, 60 km umfassende Fahrprobe. Das Fahrverhalten der Patienten wurde mit Noten zwischen 1 (sehr gut) und 6 (ungenügend) bewertet. Bei den Noten 1 bis 4 galt die Fahrprobe als bestanden, bei den Noten 5 und 6 als nicht-bestanden. Bei 25 % der Patienten wurde die Fahrprobe als nicht-bestanden bewertet. Die folgenden 9 Prädiktorvariablen wurden für eine Diskriminanzanalyse mit simultanem Einschluss berücksichtigt: TAP Alertness ohne und mit Warnton, TAP Geteilte Aufmerksamkeit (Reaktionszeit, Fehlreaktionen, Auslasser), TAP Flexibilität (Reaktionszeit, Fehlreaktionen) und Trail Making Test A und B (Bearbeitungszeiten). Diese ergab einen positiven prädiktiven Wert von 50 % und einen negativen prädiktiven Wert von 78 % (bei Kreuzvalidierung). Die Gesamt-Trefferquote lag bei 75 %. Klassifiziert wurden 183 Patienten, bei denen alle Testleistungen vorlagen.

Auch durch die Einbeziehung von vier weiteren Testvariablen (TAP Go/NoGo: Reaktionszeit, Fehlreaktionen und Auslasser; TAP Visuelles Scanning: Reaktionszeit nicht-kritische Trials, Auslasser) konnte die Sicherheit der Vorhersagen nicht verbessert werden (ppW = 47 %, npW = 74 %, Gesamt-Trefferquote = 68 %). Entsprechende Analysen mit schrittweiser Variablenselektion führten jeweils zur Auswahl von nur zwei Leistungswerten (Trail-Making-Test A, TAP Alertness mit Warnton), ohne dass sich die Prädiktionswerte wesentlich änderten (ppW = 60 % bzw. 62 %, npW = 76 % bzw. 75 %, Trefferquote jeweils 71 %). Wurde die in den Begutachtungsleitlinien zur Kraftfahreignung angegebene Regel berücksichtigt, dass Zweifel an der Fahreignung dann als ausgeräumt gelten können, wenn alle Testleistungen eines Probanden mindestens einem Prozentrangwert von 16 entsprechen (siehe oben, Kap. 3.2), ergibt sich ein positiver prädiktiver Wert von 33 % und ein negativer prädiktiver Wert von 92 % für 284 klassifizierte Patienten. Für Patienten mit völlig unauffälligen Testleistungen würde demnach das Bestehen der Fahrprobe ganz überwiegend korrekt vorhergesagt; andererseits wäre aber die Vorhersage des Nicht-Bestehens zu 67 % falsch.

Fazit:

Wie aus Tabelle A1 im Anhang ersichtlich, variieren die prädiktiven Werte der Studien zur Vorhersage der Fahreignung bei Schlaganfallpatienten zwischen 33 % und 92 % (ppW) bzw. 54 % und 92 % (npW), mit Mittelwerten von 66 % bzw. 76 %. Nur die Ergebnisse von Sommer et al. (2010) weisen eine befriedigende Sicherheit auf, mit weniger als 10 % falsch-positiven und ebenso wenig falsch-negativen Vorhersagen. Eine überzeugende Erklärung für die diskrepanten Ergebnisse liegt nicht auf der Hand. Weder aus den unterschiedlichen Anteilen der Patienten, die die Fahrverhaltensprobe bestanden bzw. nicht bestanden, noch aus der Art der Auswahl der Patienten für die Studien oder aus der Methode der Berechnung der prädiktiven Werte ergeben sich ausreichende Gründe für die Unterschiedlichkeit der Ergebnisse.

Im Vergleich der Studien von Sommer et al. (2010) und Niemann und Hartje (2013), deren prädiktive Werte stark divergieren, fällt auf, dass die Korrelationen der Prädiktorvariablen mit der sechsstufigen Beurteilung der Fahrprobe ähnlich niedrige (teilweise nicht signifikante) Werte hatten. Auch wenn keine direkte Beziehung zwischen diesen Korrelationen und dem Ergebnis der Klassifikation der Patienten bestehen muss, sind die erheblichen Unterschiede in den prädiktiven Werten unter diesen Umständen doch überraschend. Am ehesten könnte die Einbeziehung von Persönlichkeitsmerkmalen in der Studie von Sommer et al. (2010) die Divergenz erklären; dem steht aber die Beobachtung entgegen, dass sich bei einer Gruppe von Patienten mit Schädel-Hirn-Trauma in derselben Studie (siehe folgendes Kapitel) überraschenderweise sehr niedrige Prädiktionswerte von nur 63 % (ppW) und 69 % (npW) ergaben. Eine Verallgemeinerung der Ergebnisse von Sommer et al. (2010) ist zum jetzigen Zeitpunkt nicht möglich. Notwendig wäre eine Replikation durch eine unabhängige Studie.

6.1.1.2 Schädel-Hirn-Trauma

Im Unterschied zu den mehr oder weniger eng lokalisierten, den Versorgungsgebieten der betroffenen Hirnarterien entsprechenden zerebralen Schädigungen infolge von Schlaganfällen führen traumatische, insbesondere gedeckte Schädel-Hirn-Traumata (SHT) häufiger zu diffusen oder multifokalen Schädigungen. Als bleibende neuropsychologische Symptome stehen Beeinträchtigungen unterschiedlicher Aufmerksamkeitsfunktionen, eine Erschwerung der Umstellungsfähigkeit, Störungen exekutiver Leistungen, eine reduzierte Belastbarkeit, eine erhöhte Ablenkbarkeit und affektive Störungen, z. B. eine erhöhte Reizbarkeit, im Vordergrund. Die Studien zur Fahreignung bei Patienten nach Schädel-Hirn-Trauma unterscheiden sich hinsichtlich der untersuchten kognitiven Funktionen aber nicht in spezifischer Weise von denen bei Schlaganfallpatienten.

Korteling und Kaptein (1996) konnten bei einer Gruppe von 38 SHT-Patienten keine befriedigende Vorhersagemöglichkeit des Ausgangs einer ca. 40-minütigen Fahrprobe durch die Leistungen in einer Reihe von kognitiven Tests feststellen. Die Fahrprobe wurde in 34 % der Fälle nicht bestanden. Nur 2 von 8 Testvariablen (visuelle Auffassungsschnelligkeit, Zeitdauerschätzung) korrelierten signifikant mit der Beurteilung der Leistung bei der Fahrprobe. Auch der Versuch, den Ausgang der Fahrprobe (bestanden/nicht-bestanden) mit einer Regressionsfunktion vorherzusagen, die neben zwei Testleistungen auch die Fahrerfahrung (gefahrene Kilometer vor der Erkrankung) und die Komadauer der Patienten berücksichtigte, ergab keine befriedigenden Prädiktions- oder Klassifikationswerte (ppW = 58 %, npW = 77 %, Sensitivität = 54 %, Spezifität = 80 %).

Eine ähnliche Schlussfolgerung ergibt sich aus der Studie von Radford, Lincoln und Murray-Leslie (2004) mit 52 SHT-Patienten. Für die Vorhersage der Fahreignung wurden das für die Fahreignungsdiagnostik von Schlaganfallpatienten entwickelte Stroke Drivers Screening Assessment SDSA (Nouri & Lincoln, 1992) und vier weitere Tests zur Erfassung der Schnelligkeit der Informationsverarbeitung, der selektiven Aufmerksamkeit und Inhibition von Reaktionstendenzen, der Ablenkbarkeit sowie der Lern- und Merkfähigkeit eingesetzt. Als Außenkriterium der Fahreignung wurde eine standardisierte Fahrprobe unter amtlicher Aufsicht durchgeführt. Nach der dichotomen Beurteilung durch den Prüfer bestanden 27 % der Patienten die Fahrprobe nicht. Mit einer für die Klassifikation von Schlaganfallpatienten ermittelten Diskriminanzfunktion zum SDSA wurden 71 % der SHT-Patienten richtig klassifiziert. Die prädiktiven Werte betrugen 46 % (ppW) und 78 % (npW), das heißt, die durch die Testergebnisse begründete Vorhersage des Nicht-Bestehens der Fahrprobe war zu 54 % unzutreffend, und die Vorhersage des Bestehens war immerhin noch zu 22 % falsch. Eine schrittweise Diskriminanzanalyse mit den Variablen aus den Leistungstests führte zu einer Klassifikationsfunktion auf der Basis von 7 Testvariablen. Die bei diesem Vorgehen resultierenden prädiktiven Werte waren mit 82 % und 88 % (ppW bzw. npW) überraschend hoch, wobei aber zu beachten ist, dass keine Kreuzvalidierung vorgenommen wurde; im Hinblick auf das Verhältnis von 7 Prädiktorvariablen zu 52 Patienten können die Ergebnisse ohne Kreuzvalidierung kaum verallgemeinert werden.

Wie im vorigen Kapitel schon angesprochen, untersuchten Sommer et al. (2010) neben Schlaganfallpatienten auch eine Gruppe von 69 Patienten mit traumatisch bedingten Hirnschädigungen. Von diesen hatten 43 % die Fahrverhaltensprobe nicht bestanden. Obwohl beide Patientengruppen in identischer Weise untersucht wurden, konnte das Bestehen oder Nicht-Bestehen der Fahrverhaltensprobe bei den Patienten mit Schädel-Hirn-Trauma nur mit überraschend geringer Sicherheit durch die psychodiagnostischen Variablen vorhergesagt werden: Der positive und negative prädiktive Wert betrug 63 % bzw. 69 % (im Vergleich zu 90 % bzw. 94 % bei den von den Autoren untersuchten Schlaganfallpatienten).

In der Untersuchungsgruppe von Niemann und Hartje (2013) befanden sich 103 SHT-Patienten, von denen 29 % die Fahrprobe nicht bestanden hatten. Die Vorhersagekraft der neuropsychologischen Testvariablen wurde bei dieser Gruppe in exakt der gleichen Weise geprüft wie bei den Schlaganfallpatienten (siehe Kap. 6.1.1.1). Die Diskriminanzanalyse mit simultanem Einschluss von 9 Prädiktor-Testvariablen ergab (bei 81 klassifizierten Patienten) einen extrem geringen positiven prädiktiven Wert von 17 % und einen negativen prädiktiven Wert von 79 % (mit einer Gesamt-Trefferquote von 74 %). Bei einer Analyseprozedur mit schrittweiser Variablenselektion erwies sich keiner der Testleistungswerte als brauchbar für die Klassifikation. Auch die Erweiterung des Variablensatzes führte zu keinen nennenswerten Veränderungen. Bei Anwendung der Klassifikationsprozedur mit einem rigorosen Cut-off Kriterium im Sinne der Begutachtungsleitlinien zur Kraftfahreignung (0 versus mindestens 1 Leistungswert < PR 16) resultierten ein ppW von 30 % und ein npW von 71 % (bei 102 klassifizierten Fällen). Insgesamt betrachtet war demnach bei den Patienten mit Schädel-Hirn-Trauma keinerlei brauchbare Vorhersage des Ergebnisses der Fahrprobe aus den neuropsychologischen Testleistungen möglich.

Zu diesem Ergebnis passt auch die Tatsache, dass nur 4 von den insgesamt 14 Testvariablen signifikant (wenn auch nur mäßig hoch) mit der sechsstufigen Benotung des Fahrverhaltens durch den Fahrlehrer korrelierte, während dies bei den Schlaganfallpatienten für 10 der Variablen galt; in dieser Hinsicht stimmen die Ergebnisse weitgehend mit denen der Studie von Sommer et al. (2010) überein, die bei den SHT-Patienten nur 2 signifikante von 12 Korrelationen mit der Fahrprobe fanden, im Unterschied zu 8 signifikanten Korrelationen bei den Schlaganfallpatienten. Eine weitere Übereinstimmung zwischen den Ergebnissen der beiden Studien ist darin zu sehen, dass speziell bei den Gruppen der SHT-Patienten keine der psychodiagnostischen Variablen einen signifikanten Beitrag zur Vorhersage der Fahreignung brachte.

Fazit:

Auch bei den Studien mit SHT-Patienten weisen die prädiktiven Werte eine große Schwankungsbreite auf (siehe Tabelle A1). Der positive prädiktive Wert erreichte maximal 82 %, der negative prädiktive Wert 88 %. Für diese günstig erscheinenden Vorhersagewerte fehlt allerdings die Kreuzvalidierung an einer größeren unabhängigen Stichprobe. Im Durchschnitt liegt der positive und negative prädiktive Wert bei 49 % bzw. 77 %.

6.1.2 Demenz

Es besteht allgemein kein Zweifel daran, dass eine demenzielle Erkrankung zu einer erheblichen Beeinträchtigung der Fahreignung führen kann. Dies gilt nicht nur für die Alzheimer-Demenz, sondern auch für andere Formen der Demenz (Brunnauer, Buschert & Laux, 2014). Dabei spielt das Stadium der Erkrankung bzw. die Schwere der kognitiven Beeinträchtigung eine entscheidende Rolle. Im frühen Stadium der Erkrankung mit noch geringfügigen kognitiven Schwächen, die nur bei differenzierter neuropsychologischer Diagnostik zutage treten, kann eine sichere Teilnahme am Straßenverkehr noch möglich sein, während es in fortgeschritteneren Stadien der Demenz zu gravierenden Fahrfehlern kommt. So fanden z. B. Fox, Bowden, Bashford und Smith (1997), dass von 19 Alzheimer-Patienten 37 % bei einer Fahrverhaltensprobe noch ausreichend sicher fuhren. In einer Untersuchung von Hunt, Morris, Edwards und Wilson (1993), die zwischen Gruppen von Patienten mit „sehr leichter" und „leichter" Demenz differenzierten, bestanden alle Patienten der ersten Gruppe die Fahrprobe, während 40 % der zweiten Gruppe nicht bestanden. In einer Verlaufsstudie über zwei Jahre mit halbjährlichen Untersuchungen bei insgesamt 50 Alzheimer-Patienten mit „sehr geringen" und „geringen" kognitiven Leistungsschwächen (Clinical Dementia Rating CDR-Werte von 0,5 und 1) sowie 58 unauffälligen Kontrollpersonen (CDR-Wert 0) konnten Duchek et al. (2003) eine abgestufte und fortschreitende Beeinträchtigung der Fahrsicherheit feststellen: Bei der ersten standardisierten Fahrprobe zeigten nur 3 % der Kontrollpersonen und 14 % der Patienten mit „sehr geringer", jedoch 41 % der Patienten mit „geringer" kognitiver Leistungsschwäche ein nicht ausreichend sicheres Fahrverhalten. Über die vier Untersuchungszeitpunkte hinweg verschlechterte sich das Fahrverhalten bei allen Gruppen, am deutlichsten bei den schon zu Beginn der Studie stärker kognitiv beeinträchtigten Patienten mit einem CDR-Wert von 1. Eine vergleichbare Studie von Ott et al. (2008) mit 84 Alzheimer-Patienten (CDR-Wert von 0,5 und von 1 bei 52 bzw. 32 Patienten) kam zu nahezu gleichen Ergebnissen. Auch bei einer Fahrsimulator-Prüfung zeigten Alzheimer-Patienten mit einem

CDR-Wert von 1 im Vergleich zu gesunden Personen ein erheblich beeinträchtigtes Fahrverhalten, mit deutlich mehr Unfällen und anderen Fahrfehlern. Ähnliche Fahrfehler, wenn auch nicht ganz so gravierend, fanden sich aber auch bei Alzheimer-Patienten mit einem CDR-Wert von nur 0,5 (Stein & Dubinsky, 2011). Wie die Autoren anmerken, ist keine direkte Übertragung der Ergebnisse auf das Fahrverhalten im realen Straßenverkehr möglich, da bei der Simulator-Prüfung aus methodischen Gründen absichtlich hohe, unrealistische Anforderungen gestellt wurden.

Die angeführten Studien zeigen, dass im Anfangsstadium einer demenziellen Erkrankung mit nur sehr leichten oder leichten kognitiven Schwächen die Fahreignung noch gegeben sein kann, dass aber bei Fortschreiten der Demenz die Wahrscheinlichkeit einer weiterhin bestehenden Fahreignung erheblich abnimmt.

Auch wenn der Zusammenhang zwischen der Stärke der kognitiven Leistungsstörungen und der Beeinträchtigung der Fahreignung bei Alzheimer-Patienten außer Frage steht, muss für eine Entscheidung über die Fahreignung im Einzelfall entweder eine standardisierte Fahrverhaltensprobe durchgeführt werden, oder es muss nachgewiesen werden, dass eine sichere Prognose der Fahreignung auf der Grundlage einer neuropsychologischen Leistungsdiagnostik möglich ist. Im Folgenden werden einige Studien, die einen solchen Nachweis zum Ziel hatten, referiert. In vielen dieser Studien wurden typische Demenz-Tests, wie z. B. Mini-Mental State Examination (MMSE), zur Beurteilung der Schwere der kognitiven Beeinträchtigung eingesetzt, teilweise ergänzt durch andere neuropsychologische Testverfahren.

Dobbs und Schopflocher (2010) setzten für die Prognose der Fahreignung eine Modifikation eines Demenz Screening Tests (DemTect; Kalbe et al., 2004) ein. In einer Initial- und einer anschließenden Validierungsstudie untersuchten die Autoren 146 Patienten zusammen mit 35 Gesunden bzw. 192 Patienten zusammen mit 52 Gesunden. Bei den Patienten handelte es sich um Personen mit kognitiven Schwächen bei Demenz oder vermuteter leichter Demenz oder nicht als dement diagnostizierte Personen mit leichter kognitiver Beeinträchtigung. Mithilfe einer schrittweisen Diskriminanzanalyse der Daten der Initial-Studie wurden die drei prognostisch aussagekräftigsten Leistungsvariablen des DemTect ausgewählt (Supermarktaufgabe, Wortliste, Zahlenumwandeln Items 1 und 2) und zur Definition von zwei Cut-off Werten verwendet. Einer dieser Werte definierte die Grenze für die Vorhersage des Nicht-Bestehens einer standardisierten Fahrprobe, während der zweite die Grenze für die Vorhersage des Bestehens markierte. Im Bereich zwischen den beiden Cut-off Werten lautete die Vorhersage „nicht entscheidbar". Wenn nur die Fälle mit eindeutiger Entscheidung berücksichtigt wurden, ergaben sich prädiktive Werte von 86 % (ppW) und 84 % (npW). Die Werte für die Sensitivität und Spezifität betrugen ebenfalls 86 % bzw. 84 %. Bei Anwendung der gleichen Klassifikationsregeln auf die Probanden der Validierungsstudie resultierten Werte von 80 % (ppW) und 87 % (npW); die Werte für die Sensitivität und Spezifität lagen bei 88 % bzw. 79 %.

Aus folgenden Gründen müssen die Ergebnisse der Studie von Dobbs und Schopflocher jedoch kritisch bewertet werden: Zum einen gingen in die Klassifikation und Berechnung der prädiktiven Werte auch die Daten der gesunden

Kontrollpersonen ein; dies kann zu einer artifiziellen Erhöhung der Sicherheit der Vorhersagen geführt haben, die für die Prognose der Patienten nicht gültig sein muss. Zum anderen wurden alle Fälle in demjenigen Bereich der Testleistungen, für den keine Vorhersage über den Ausgang der Fahrprobe getroffen wurde, nicht in der Klassifikations- bzw. Vorhersage-Tabelle berücksichtigt; für diese Personen (jeweils rund 50 % aller Fälle!) konnte also keine Entscheidung hinsichtlich der Fahreignung getroffen werden. Schließlich ist es auffällig, dass trotz des relativ großen Anteils der gesunden Kontrollpersonen (Initialstude: 19 %, Validierungsstudie: 21 %) jeweils rund 50 % aller Fälle die Fahrprobe nicht bestanden. Eine Differenzierung zwischen den Ergebnissen der Patienten und Kontrollpersonen ist aus den publizierten Angaben nicht möglich.

Carr, Barco, Wallendorf, Snellgrove und Ott (2011) unterzogen eine Gruppe von 99 Patienten mit Alzheimer-Demenz einer Fahrverhaltensprobe und einer Reihe einfacher psychodiagnostischer Tests, wie Trail Making, Clock Drawing, Zahlennachsprechen, Useful Field of View, Snellgrove Maze und ähnliche, als Prädiktoren. Die Fahrprobe wurde von 66 % der Patienten nicht bestanden. Eine der von den Autoren verwendeten Klassifikations-Methoden mit Verwendung von Cut-off Werten für die Entscheidung ergab zwar einen sehr hohen positiven prädiktiven Wert (95 % korrekte Vorhersagen des Nicht-Bestehens der Fahrprobe), wobei der negative prädiktive Wert aber sehr niedrig ausfiel (nur 57 % korrekte Vorhersagen des Bestehens der Fahrprobe).

Hoggarth, Innes, Dalrymple-Alford und Jones (2013) führten mit 279 Patienten, bei denen eine Demenz mit Beeinträchtigungen kognitiver Leistungen festgestellt oder vermutet wurde, eine computergestützte Testbatterie mit 10 senso-motorischen und 6 als fahreignungs-relevant betrachteten kognitiven Tests (SMCTests, Christchurch Neurotechnology Research Programme, Christchurch, New Zealand) sowie eine Fahrverhaltensprobe durch. Mehr als die Hälfte der Patienten (56 %) bestand die Fahrprobe nicht. Mit einer auf den Testleistungen basierenden Diskriminanzfunktion wurde versucht, das Bestehen oder Nicht-Bestehen der Fahrprobe vorherzusagen. Bei einer kreuzvalidierten Klassifikation wurden insgesamt 72 % der Patienten korrekt zugeordnet; die prädiktiven Werte lagen bei 75 % und 68 % (ppW bzw. npW), und die Sensitivität bzw. Spezifität betrug 74 % bzw. 70 %. Die Ergebnisse lassen demnach keine hinreichend sichere Vorhersage der Fahreignung auf der Grundlage der psychometrischen Testergebnisse zu.

Zu ähnlichen Ergebnissen führten die Untersuchungen von Lincoln, Radford, Lee und Reay (2006) sowie Lincoln, Taylor, Vella, Bouman und Radford (2010) bei Demenz-Patienten: Anhand verschiedener psychodiagnostischer Leistungsvariablen (Stroke Drivers Screening Assessment, Mini-mental State Examination, Salford Objective Recognition Test, Stroop Test, Test of Everyday Attention, Visual Object and Space Perception Battery, Behavioural Assessment of the Dysexecutive Syndrome, Adult Memory and Information Processing Battery) konnten – nach Kreuzvalidierung bei unabhängigen Probandengruppen – Gesamt-Trefferquoten von ca. 60 % bis 76 % erzielt werden. In diesen Publikationen werden allerdings keine positiven oder negativen prädiktiven Werte angegeben, und eine nachträgliche Berechnung dieser Werte anhand der mitgeteilten Daten ist nicht möglich.

In einem Bericht des Quality Standards Subcommittee of the American Academy of Neurology kommen Iverson et al. (2010) aufgrund der Durchsicht von über 400 Studien zu den Schlussfolgerungen, dass die Untersuchung mit dem Clinical Dementia Rating (CDR) zur Feststellung eines erhöhten Verkehrssicherheitsrisikos bei Patienten mit Demenz beitragen kann. Von Patienten mit geringen Einschränkungen (CDR 0,5 bis 1) bestehen zwischen 41 % und 85 % eine Fahrverhaltensprobe. Die Untersuchung mit der Mini-Mental State Examination (MMSE) trägt insgesamt kaum etwas zur Aufklärung bei. Auch der Nutzen neuropsychologischer Tests für die Vorhersage der praktischen Fahrsicherheit der Patienten bleibt nach dem Ergebnis der Recherche fraglich.

Fazit:

Ohne Zweifel kann es mit dem Beginn und Fortschreiten einer Demenz zu einer Beeinträchtigung der Fahreignung bis hin zur völligen Aufhebung der Fahreignung kommen. Die Auswirkungen der Demenz auf die Fahrsicherheit sind jedoch interindividuell sehr unterschiedlich, abhängig vor allem vom Schweregrad der kognitiven Beeinträchtigungen. Die Vorhersagekraft von neuropsychologischen Leistungstests, Demenztests oder Skalen zur Einstufung des Schweregrades der Demenz ist für die Einzelfall-Beurteilung der Fahreignung unbefriedigend. Falls die aktuelle Untersuchung eines Patienten (einschließlich einer Fahrverhaltensprobe) die Fahreignung bestätigt, müssen wegen der typischen Progredienz der Krankheit Nachuntersuchungen im Abstand von 6 bis 12 Monaten vorgenommen werden.

6.1.3 Parkinson-Krankheit

Im Unterschied zum Krankheitsbild der primär degenerativen Demenz stehen bei der idiopathischen Parkinson-Krankheit die motorischen Symptome im Vordergrund. Die akinetische Störung der Motorik kann dazu führen, dass begonnene Bewegungen nicht mehr rasch genug abgebrochen werden können oder dass es vor einer notwendigen Bewegung zu einer kurzen Immobilität oder Verzögerung des Bewegungsbeginns kommt. Unter L-Dopa-Behandlung kann plötzlich ein akinetisch-ridiger Zustand (Freezing) eintreten, in dem kurzzeitig keine Bewegungen in Gang gesetzt werden können. Beim Fortschreiten der Krankheit treten aber häufig nichtmotorische, neuropsychologische Symptome hinzu. Neben den typischen depressiven Stimmungsveränderungen kommt es zu kognitiven Störungen, insbesondere zu Leistungsschwächen im Bereich der kognitiven Umstellungsfähigkeit und Problemlösung, der Fähigkeit zur Aufmerksamkeitsteilung und Aufrechterhaltung der Aufmerksamkeit, der Entscheidungsgeschwindigkeit und der visuell-räumlichen Informationsverarbeitung (Schulz & Hartje, 2006). Sowohl die motorischen als auch die neuropsychologischen Funktionsstörungen können zu einer Beeinträchtigung der Fahreignung führen. Außerdem kann es bei Parkinson-Patienten auch während des Fahrens zu Schlaf-„Episoden" oder Schlaf-„Attacken" (mit bzw. ohne Prodromalsymptomen) und dadurch zu Verkehrsgefährdungen kommen (Homann et al., 2003; Kaussner & Krüger, 2009).

Bei Parkinson-Patienten können Schlaf-Attacken die Verkehrssicherheit gefährden

Der Anteil der Parkinson-Patienten, die bei Fahrverhaltensproben im öffentlichen Straßenverkehr keine ausreichende Fahrsicherheit zeigen, ist auf ungefähr 35 % bis 55 % einzuschätzen, wobei sich diese Werte überwiegend auf solche Patienten beziehen, die zum Zeitpunkt der Untersuchung von sich aus noch aktiv am Straßenverkehr teilnahmen (Heikkilä, Turkka, Korpelainen, Kallanranta & Summala, 1998; Grace et al., 2005; Wood, Worringham, Kerr, Mallon & Silburn, 2005; Amick, Grace & Ott, 2007; Singh, Pentland, Hunter & Provan, 2007; Classen et al., 2011; Crizzle et al., 2013; Devos et al., 2013a; Devos et al., 2013b; Ranchet et al., 2013). Im Hinblick auf die Sicherheit der Patienten ebenso wie der anderen Verkehrsteilnehmer erscheint deshalb eine Überprüfung der Fahreignung und eingehende Beratung der Patienten notwendig. Wie schon im vorherigen Kapitel dargelegt, kann sich diese Überprüfung entweder auf die Beobachtung des Fahrverhaltens bei einer möglichst umfangreichen standardisierten Fahrprobe stützen, oder es muss nachgewiesen werden, dass eine sichere Prognose der Fahreignung auf der Grundlage einer neuropsychologischen Leistungsdiagnostik möglich ist. Eine mögliche Gefährdung durch Schlaf-Episoden oder Schlaf-Attacken muss durch eine eingehende Befragung der Patienten eruiert werden; sie zeigt sich im Verhalten allenfalls bei längeren und besonders monotonen Fahrten im realen Straßenverkehr oder im Fahrsimulator, nicht jedoch bei den üblichen Fahrverhaltensproben (siehe auch Kap. 6.1.6).

Worringham, Wood, Kerr und Silburn (2006) untersuchten 25 Parkinson-Patienten und 21 Kontrollpersonen im Alter zwischen 50 und 80 Jahren. Nach dem Ergebnis des MMSE bestanden bei beiden Gruppen keine deutlichen Anzeichen für eine Demenz. Die Symptome der Parkinson-Krankheit waren mäßig stark ausgeprägt. Alle Probanden wurden mit einer Serie von Tests zur Prüfung des Sehvermögens und der visuellen Aufmerksamkeit (Kontrastsensitivität, Sehschärfe und Gesichtsfeld, UFOV), senso-motorischer Fähigkeiten (Zielbewegungen, Hand-Finger-Feinmotorik) und kognitiver Leistungen (Zahlen-Symbol-Test, Trail Making Test, Stroop Test) untersucht und absolvierten eine ca. 19 km lange standardisierte Fahrprobe. Von den ingesamt 18 Testvariablen wurden die drei am stärksten mit dem Leistungsscore aus der Fahrprobe korrelierenden Variablen (Kontrastsensitivität, Zahlen-Symbol-Test, Purdue Pegboard) ausgewählt und in einer Diskriminanzanalyse zur Vorhersage des Ausgangs der Fahrprobe (bestanden/nicht-bestanden) verwendet. Für die Gruppe der 25 Parkinson-Patienten, von denen 56 % die Fahrprobe nicht bestanden hatten, resultierten prädiktive Werte von 75 % (ppW) und 62 % (npW); diese Vorhersagen sind mit erheblichen Fehlerquoten behaftet. Ebenso waren die Werte für die Sensitivität und Spezifität recht niedrig, mit 64 % bzw. 73 %, und die Gesamt-Trefferquote der Klassifikation lag bei nur 68 %. Die Hinzunahme der Krankheitsdauer seit Diagnose als vierte Prädiktorvariable ergab zwar eine deutliche Erhöhung des positiven prädiktiven Wertes auf 91 %, dies ist aber im Hinblick auf die wahrscheinliche Verstärkung der Parkinson-Symptomatik im Verlauf der Erkrankung zu erwarten.

Devos et al. (2007) untersuchten die Frage der Fahreignung bei 40 Parkinson-Patienten. Die Vorhersage erfolgte mithilfe einer Diskriminanzfunktion aus vier Variablen: Dauer der Erkrankung, visuelle Kontrast-Sensitivität, Wert des Clinical Dementia Rating (CDR) und Wert des Motorik-Teils der Unified Parkinson's Disease Rating Scale (UPDRS III). Es ergaben sich prädiktive Werte von 77 % (ppW) und 96 % (npW), bei einer Sensitivität von 91 % und Spezifität von 90 %. In einer späteren Untersuchung (Devos et al., 2013a) zur Validierung dieser Vorhersage-Prozedur bei einer neuen Stichprobe von 60 Parkinson-Patienten ergaben sich prädiktive Werte von 64 % und 96 % (ppW bzw. npW). Kritisch anzumerken ist, dass in beiden Studien nicht der Ausgang einer Fahrprobe, sondern vielmehr das Ergebnis der von einem Experten-Team (Arzt, Neuropsychologe, Fahrprüfer) getroffenen Entscheidung über die Fahreignung vorhergesagt wurde – wobei in diese Entscheidung das Ergebnis einer Fahrverhaltensprobe mit einfloss. Die so erzielten Kennwerte der Prädiktion sind deshalb mit Vorsicht zu betrachten und lassen sich nicht ohne weiteres mit denen anderer Studien vergleichen.

In einer Studie von Amick, Grace und Ott (2007) wurden 25 Parkinson-Patienten (ohne Anzeichen einer Demenz) mit einer standardisierten Fahrprobe und verschiedenen Tests zur Prüfung der visuellen Kontrastsensitivität sowie der visuell-räumlichen und exekutiven Fähigkeiten untersucht. Die Fahrprobe wurde in 44 % der Fälle nicht bestanden. Eine schrittweise Regressionsanalyse zeigte, dass nur ein aus den neuropsychologischen Testleistungen gebildeter Summenscore signifikant mit einem aus der Fahrprobe abgeleiteten Fehlerscore korrelierte. Mithilfe einer Diskriminanzanalyse wurde der Ausgang der Fahrprobe (bestanden/nicht-bestanden) vorhergesagt. Die resultierenden Kennwerte für die Sicherheit der Vorhersage ppW und npW waren mit 67 % bzw. 77 % wenig befriedigend, ebenso die Gesamt-Trefferquote von 72 %.

Classen et al. (2011) führten bei einer Gruppe von 41 Patienten mit idiopathischer Parkinson-Krankheit und einer Gruppe von 41 gesunden Kontrollpersonen im Alter zwischen 65 und 85 Jahren eine standardisierte Fahrprobe sowie Prüfungen der Motorik (Rapid Pace Walk RPW), der Sehleistungen (Visus, Kontrastsensitivität, peripheres Sehen) und verschiedener kognitiver Leistungen (Mini-Mental State Examination MMSE, Useful Field of View UFOV) durch. Das Fahrverhalten wurde dichotom als bestanden/nicht-bestanden beurteilt. Aus 20 klinischen und neuropsychologischen Variablen, für die sich signifikante Unterschiede zwischen den Gruppen ergeben hatten, wurden im Verfahren der schrittweisen Diskriminanzanalyse mit den Daten aller 82 Probanden zwei Variablen für die Diskrimanzfunktion ausgewählt: Untertest 2 des UFOV sowie RPW. Die Anwendung der entsprechenden Diskriminanzfunktion auf die Parkinson-Patienten, von denen 56 % die Fahrprobe nicht bestanden hatten, führte zu 81 % richtigen Klassifikationen. Die Sicherheit der Vorhersage „nicht-bestanden" betrug 83 % (ppW), die der Vorhersage „bestanden" lag bei 78 % (npW). Für die Sensitivität und Spezifität ergaben sich Werte von 83 % bzw. 78 %.

Fazit:

Viele Parkinson-Patienten, die nach ihrer Erkrankung weiter am motorisierten Straßenverkehr teilnehmen, erweisen sich bei einer Fahreignungsprüfung als nicht mehr ausreichend fahrgeeignet. Die Gründe hierfür können in Beeinträchtigungen motorischer, visueller und kognitiver Funktionen liegen. In einzelnen Fällen können auch krankheits- oder medikamentenbedingte Schlaf-Attacken oder -Episoden während monotoner Fahrten auftreten. Die prädiktive Validität neurologisch-neuropsychologischer Parameter hinsichtlich des Bestehens einer Fahrverhaltensprobe ist für Einzelfallentscheidungen nicht ausreichend hoch, mit Durchschnittswerten für ppW und npW von 72 % bzw. 78 %. Deshalb erscheint eine Überprüfung der Fahreignung mit Fahrproben im Straßenverkehr (oder Simulator unter besonderen Monotonie-Bedingungen) erforderlich. Aus der Progredienz der Krankheit ergibt sich die Notwendigkeit von Nachuntersuchungen.

6.1.4 Multiple Sklerose

Die Möglichkeit zur neuropsychologisch fundierten Vorhersage der Fahreignung bei Patienten mit schubförmig verlaufender Multipler Sklerose wurde von Schultheis et al. (2010) bei einer Gruppe von 64 Patienten mit vorwiegend schubförmig verlaufender Multipler Sklerose geprüft. Unter insgesamt sieben neuropsychologischen Testwerten fanden die Autoren nur einen, der signifikant zur Vorhersage des Ausgangs einer ca. 30-minütigen Fahrprobe beitrug: die Leistung bei einer mündlichen Version des Zahlen-Symbol-Tests (Symbol Digit Modality Test). Bei der Klassifikation der Patienten, von denen 19 % die Fahrprobe nicht bestanden hatten, ergab sich eine Gesamt-Trefferquote von 84 %. Der positive und negative prädiktive Wert, d. h. die Sicherheit der Vorhersage des „Nicht-Bestehens“ bzw. des „Bestehens“ der Fahrprobe, betrug 75 % bzw. 85 %. Die Sensitivität war mit 25 % extrem gering, im Unterschied zur hohen Spezifität von 98 %. Bei der Bewertung dieser Ergebnisse muss beachtet werden, dass einerseits die Test-Vorhersage in 60 der 64 Fälle (94 %) „bestanden“ lautete und dass andererseits 52 der 64 Fälle (81 %) die Fahrprobe bestanden. Diese Ungleichgewichtigkeit in der Zellbesetzung der Klassifikationstabelle, mit teils extrem geringen und teils sehr hohen Fallzahlen, lässt Zweifel an der Generalisierbarkeit der Studienergebnisse zu. Die Autoren weisen in dieser Hinsicht vor allem auf die erheblich eingeschränkte Variabilität der Bewertung der Fahrprobe hin, die einen klaren Deckeneffekt bei der Mehrzahl der untersuchten Patienten aufwies.

Akinwuntan et al. (2012) untersuchten 44 Patienten, ebenfalls mit schubförmig verlaufender Multipler Sklerose, die im Studienzeitraum weder eine Verstärkung der Krankheitssymptome noch deutliche kognitive Beeinträchtigungen zeigten, mit dem Stroke Driver Screening Assessment (SDSA) und einer ca. 45-minütigen standardisierten Fahrprobe. Die Leistung der Patienten im SDSA wurde mithilfe der ursprünglich für diesen Test entwickelten Diskriminanzfunktionen aus sechs Leistungsvariablen als „bestanden“ oder „nicht-bestanden“ bewertet. Desgleichen wurde das Ergebnis der Fahrprobe als „bestanden/„nicht-bestanden“ beurteilt. Insgesamt bestanden 23 % der Patienten die Fahrprobe nicht. Die prädiktiven Werte waren mit 75 % (ppW) und 83 % (npW) mäßig hoch. Die Gesamt-Trefferquote lag bei 82 %; die Spezifität war mit 97 % sehr hoch, die Sensitivität dagegen mit 30 % extrem gering. Mithilfe einer Diskriminanzanalyse auf der Basis der eigenen Daten wurde die Sensitivität zwar deutlich verbessert, der positive prädiktive Wert erwies sich aber mit 67 % als sehr unbefriedigend.

Bei denselben 44 Patienten berechneten Akinwuntan et al. (2013) eine neue Diskriminanzfunktion mit fünf Testvariablen (Stroop-Test Bearbeitungszeit, SDSA Direction, Compass und Road Sign Recognition, UFOV processing speed), die zu einer Verbesserung der Vorhersage-Werte führte (ppW = 88 %, npW = 92 %). Die Autoren merken allerdings an, dass eine sichere Verallgemeinerung der Ergebnisse insbesondere wegen der geringen Gruppengröße und der noch ausstehenden Validierung an einer unabhängigen Stichprobe derzeit nicht möglich ist. Sie empfehlen, die Tests für ein Screening zu verwenden, über die definitive Fahreignung der Patienten aber erst nach einer anschließenden Fahrprobe zu entscheiden.

Fazit:

Die Studienergebnisse zur Vorhersage der Fahreignung bei Patienten mit Multipler Sklerose sind bisher wenig gesichert und im Ganzen betrachtet nicht hinreichend valide. Für die Beurteilung der Fahreignung einzelner Patienten sollte stets auch eine Fahrverhaltensprobe im öffentlichen Straßenverkehr durchgeführt werden.

6.1.5 Ätiologisch heterogene Untersuchungsgruppen

In mehreren Studien wurden Patienten mit unterschiedlichen zerebralen Erkrankungen jeweils in einer Untersuchungsgruppe zusammengefasst. Im Hinblick auf die Tatsache, dass es bei der Beurteilung der Fahreignung weniger um eine bestimmte medizinische Diagnose als vielmehr um die Auswirkung der krankheitsbedingten Beeinträchtigungen auf das Fahrverhalten geht, ist dieses Vorgehen durchaus angemessen; es erhöht außerdem die Variationsbreite der vorkommenden sensorischen, motorischen und kognitiven Funktionsbeeinträchtigungen in qualitativer und quantitativer Hinsicht.

McKenna, Jefferies, Dobson und Frude (2004) führten bei einer Gruppe von 128 Patienten mit Schlaganfall, Schädel-Hirn-Trauma, Demenz, Parkinson-Krankheit und anderen zerebralen Erkrankungen eine Reihe von 10 neuropsychologischen Tests, vorwiegend zur Erfassung visuell-räumlicher Wahrnehmungsleistungen und exekutiver Fähigkeiten, sowie eine Fahrprobe durch. Ein großer Teil der Patienten (41 %) bestand die Fahrprobe nicht. Bei ca. der Hälfte (52 %) der Patienten wurde mithilfe eines Cut-off Kriteriums für die kombinierte Leistung bei den Tests das Nicht-Bestehen der Fahrprobe vorhergesagt. Diese Vorhersage war zu 67 % zutreffend (ppW). Die Vorhersage des Bestehens der Fahrprobe war zu 89 % korrekt (npW). Die Werte für die Sensitivität und Spezifität des Cut-off Kriteriums betrugen 87 % bzw. 71 % (alle Werte wurden anhand der Tabelle 5 der Publikation nachberechnet, da die Autoren eine von der üblichen Defininition abweichende Terminologie verwendeten). Die Sicherheit der Vorhersagen ist demnach gering für das Nicht-Bestehen, jedoch relativ hoch für das Bestehen der Fahrprobe.

Alexandersen, Dalen und Bronnick (2009) gingen in ihrer Studie von einer Gesamtgruppe von 169 neurologischen Patienten aus, bei denen die medizinischklinische Untersuchung keine Gründe gegen die Fahreignung erkennen ließ. Eine testpsychologisch fundierte neuropsychologische Beurteilung der Fahreignung dieser Patienten führte in 134 Fällen zu einem eindeutigen Urteil über die Fahreignung, während in 35 Fällen keine hinreichend sichere Entscheidung getroffen werden konnte und 2 Patienten die weitere Teilnahme abbrachen. Nur bei den restlichen 33 Patienten wurde dann eine Fahrprobe durchgeführt und geprüft, ob und mit welchen psychodiagnostischen Leistungsvariablen eine Vorhersage des Ausgangs der Fahrprobe möglich ist. Die Fahrprobe wurde in 27 % der Fälle nicht bestanden. Als signifikante Prädiktorvariablen erwiesen sich die Schnelligkeit und die Fehlerhäufigkeit bei Reaktionsaufgaben sowie die Leistung beim Zahlen-Symbol-Test der WAIS. Eine Diskriminanzanalyse mit diesen Prädiktorvariablen und dem Ergebnis der Fahrprobe (Bestanden/Nicht-Bestanden) als Außenkriterium ergab prädiktive Werte von 75 % (ppW) und 88 % (npW) sowie Werte von 67 % und 92 % für die Sensitivität bzw. Spezifität der Klassifikation. Die Gesamt-Trefferquote lag bei 85 %. Bei der Bewertung dieser Ergebnisse ist aber insofern Vorsicht geboten, als die Zellhäufigkeiten der Klassifikationstabelle überwiegend sehr gering sind und außerdem wohl keine Kreuzvalidierung vorgenommen wurde. Hinzu kommt, dass es sich um eine kleine Untergruppe von „Problemfällen“ der neuropsychologischen Fahreignungsbeurteilung handelt, und dass für die recht große Zahl der übrigen Patienten keine vergleichbare Untersuchung durchgeführt, d. h. keine Fahrprobe für erforderlich gehalten wurde.

Duquette et al. (2010) überprüften in einer retrospektiven Studie die Validität einer speziell zur Fahreignungsbeurteilung eingesetzten Batterie neuropsychologischer Leistungstests. Das Cognitive Behavioral Driver's Inventory (CBDI) besteht aus 10 Tests, mit denen in 28 Testscores verschiedene kognitive und visuo-motorische Leistungen erfasst werden. Die Vorhersage des Bestehens oder Nicht-Bestehens der Fahrprobe erfolgte über einen standardisierten Gesamttestwert mit einem vorgegebenen Cut-off Grenzwert. Die Analyse der Daten einer Gruppe von insgesamt 111 Patienten mit den Diagnosen Schlaganfall (N = 58) oder Schädel-Hirn-Trauma (N = 53) ergab eine Gesamt-Trefferquote von 72 %. Die Sensitivität des CBDI war mit 51 % sehr gering, die Spezifität mit 85 % mäßig hoch. Die Nachberechnung der prädiktiven Kennwerte aus Tabelle 5 der Publikation ergab einen ppW von 69 % und einen npW von 73 %. Die Fahrprobe war von 39 % der Patienten nicht bestanden worden. Im Hinblick auf diese insgesamt nicht befriedigenden Resultate empfehlen die Autoren, die Testbatterie nur zusätzlich zu einer Fahrprobe zu verwenden.

Mit einer speziell für die Prüfung der Fahreignung bei neurologischen Patienten entwickelten Serie von Tests (SMCTests; siehe Innes et al., 2007), die verschiedene senso-motorische und kognitive Leistungen erfassen, untersuchten Innes et al. (2011) eine umfangreiche Gruppe von 501 Patienten mit unterschiedlichen neurologischen Erkrankungen, darunter 163 Patienten mit vermuteter oder nachgewiesener Demenz, 153 Schlaganfall-Patienten, 113 Patienten mit Schädel-Hirn-Trauma und 27 Parkinson-Patienten. Anhand von 24 Leistungsvariablen wurde versucht, das Ergebnis einer ca. 45-minütigen Fahrprobe vorherzusagen. Im Verfahren der schrittweisen Diskriminanzanalyse wurden fünf Variablen für die Vorhersage ausgewählt: Fehler bei einer visuo-motorischen

Tracking-Aufgabe, Reaktionsschnelligkeit bei einer komplexen Reaktionsaufgabe, zwei Planungsaufgaben in einem verkehrsähnlichen Aufgabenkontext und das Lebensalter. Aus der Klassifikation der Patienten, mit Kreuzvalidierung nach dem Jackknife-Verfahren, ergaben sich prädiktive Werte von 67 % (ppW) und 82 % (npW), eine Gesamt-Trefferquote von 75 % sowie Sensitivitäts- und Spezifitätswerte von 77 % bzw. 73 %. Auch die zusätzliche Berücksichtigung der Krankheitsdiagnose als unabhängige Vorhersage-Variable erbrachte keine Verbesserung der insgesamt relativ unsicheren prädiktiven Ergebnisse. In Bezug auf die Krankheitsdiagnosen weisen die Autoren darauf hin, dass der Prozentsatz der nicht bestandenen Fahrproben bei den Demenz-Patienten mit 58 % deutlich höher war als bei den übrigen Diagnosen (33 %). Dies bestätigt die schon in Kapitel 6.1.2 geäußerte Annahme, dass sich die bei Demenz auftretenden Leistungsbeeinträchtigungen besonders nachteilig auf die Fahreignung auswirken können.

Eine Studie mit retrospektiver Analyse der in 19 Untersuchungszentren erhobenen Daten von insgesamt 3 662 Patienten wurde von Dobbs (2013) publiziert. Die Patienten waren wegen vermuteter oder nachgewiesener kognitiver Beeinträchtigungen an die Untersuchungszentren überwiesen worden, mit dem Ziel einer Fahreignungsbeurteilung. Die entsprechende Prüfung umfasste Untersuchungen der kognitiven Leistungsfähigkeit mit sechs Tests, die folgende Leistungen erfassten: Schnelligkeit und Kontrolle von Hand-Zielbewegungen, Aufmerksamkeitsteilung mit simultan im zentralen und peripheren Gesichtsfeld dargebotenen Stimuli, räumliche Beurteilung und Handlungsentscheidung beim schematisch am PC-Monitor simulierten Linksabbiegen im Gegenverkehr, Schnelligkeit der Aufmerksamkeitsverlagerung im visuellen Feld, exekutive Flexibilität und räumliches Arbeitsgedächtnis, Erkennen gefährlicher Verkehrssituationen mit Video-Präsentation. In einer automatisierten Prozedur wird aus den Testleistungen die Wahrscheinlichkeit des Nicht-Bestehens der Fahrprobe ermittelt (< 0,30 = „bestanden", 0,30 bis 0,70 = „unentscheidbar" und ≥ 0,71 = „nicht-bestanden"). Analog wurde das Ergebnis einer Fahrprobe als „bestanden", „nicht-bestanden" oder „grenzwertig" eingestuft. Bei 46 % der Patienten lautete die Beurteilung der Testleistungen „unentscheidbar", während bei der Fahrprobe nur 18 % als „grenzwertig" eingestuft wurden. Ausgehend von den in Tabelle 1 der Publikation angegebenen Prozentwerten wurden die absoluten Patientenzahlen in den Zellen der 3 × 3 Kreuztabelle von uns nachberechnet, um die im Folgenden genannten Kennwerte zu ermitteln. Aus den drei Zellen mit Übereinstimmung zwischen der Test-Vorhersage und dem Ausgang der Fahrprobe (Diagonale) ergab sich eine Gesamt-Trefferquote von nur 50 %. Werden nur die Fälle mit eindeutiger Entscheidung (bestanden oder nicht-bestanden) bezüglich der Testleistungen und der Fahrprobe berücksichtigt, ergeben sich prädiktive Werte von 84 % (ppW) und 85 % (npW) sowie Werte für die Sensitivität und Spezifität von 95 % und 63 %. Die Gesamt-Trefferquote liegt unter dieser Bedingung bei 84 %. Diese Werte erscheinen relativ günstig, wobei jedoch zu bedenken ist, dass für 46 % aller Fälle keine Vorhersage getroffen wird. Werden – unter einem konservativen Sicherheitsaspekt – die Patienten mit „unentscheidbarem" bzw. „grenzwertigem" Ergebnis bei der Testung bzw. der Fahrprobe zu den Patienten mit dem Ergebnis „nicht bestanden" bei der Testung bzw. bei der Fahrprobe hinzugerechnet, resultieren prädiktive Werte von 74 % (ppW) und 68 % (npW); diese Werte erlauben keine befriedigend sichere Vorhersage des Fahrverhaltens. Die Sensitivität ist unter diesen Bedingungen zwar hoch (94 %), die Spezifität jedoch äußerst gering (30 %), und die Gesamt-Trefferquote liegt bei nur 74 %. Mehr als zwei Drittel der so klassifizierten Patienten (69 %) hatten die Fahrprobe nicht bestanden. Die Brauchbarkeit des von Dobbs beschriebenen Verfahrens zur Vorhersage der Fahrsicherheit der Patienten ist demnach insgesamt betrachtet sehr zweifelhaft; diese Schlussfolgerung entspricht auch kritischen Kommentaren von Gifford (2013) und Bédard et al. (2013).

Fazit:

Obwohl Studien mit umfangreichen und hinsichtlich der Funktionsdefizite heterogenen Patientengruppen den Nachweis der Validität neuropsychologischer Leistungsparameter zur individuellen Vorhersage der Fahreignung auf eine besonders gute Grundlage stellen, sind die Ergebnisse der entsprechenden Untersuchungen wenig überzeugend. Insbesondere der positive prädiktive Wert ist mit weniger als 70 % im Durchschnitt der Studien nicht befriedigend (vgl. Tab. A1). Generell sollte daher für die Beurteilung der Fahreignung einzelner Patienten stets auch eine Fahrverhaltensprobe im öffentlichen Straßenverkehr durchgeführt werden.

6.1.6 Epilepsie, Narkolepsie und Tagesschläfrigkeit

Das Risiko einer Gefährdung des Straßenverkehrs besteht hier in der Möglichkeit des anfallsartigen, unvorhersehbaren Auftretens von Bewusstseinsstörungen (Bewusstseinstrübung, -einengung oder -verlust) während des Führens eines Kraftfahrzeugs. Das imperative Einschlafen (Schlafanfall oder Schlafattacke) bei Patienten mit Narkolepsie wird insbesondere durch monotone Fahrten bei Dunkelheit provoziert.

Mit dem Begriff der Tagesschläfrigkeit wird in den Begutachtungsleitlinien zur Kraftfahreignung (Kap. 3.11) „eine verminderte Wachheit bzw. eine Reduktion der zentralnervösen Aktivierung bezeichnet. Es bestehen Schwierigkeiten, tagsüber wach und aufmerksam zu bleiben. Kennzeichen einer erhöhten Tagesschläfrigkeit können Aufmerksamkeitsstörungen, ungewolltes Einschlafen, Sekundenschlaf und/oder Einschlafneigung vor allem in monotonen, alltäglichen Anforderungssituationen sein (Monotonieintoleranz).“ Eine typische Ursache der erhöhten Tagesschläfrigkeit ist z. B. die respiratorisch-obstruktive Schlafapnoe mit gehäuft während des Nachtschlafs auftretenden und jeweils mehrere Sekunden andauernden Atemstillständen. In einer Fahrsimulatorstudie unter sehr monotonen Fahrbedingungen konnten Vakulin et al. (2011) nachweisen, dass Patienten mit Schlafapnoe im Vergleich zu Gesunden eine deutliche Beeinträchtigung im Spurhalten zeigen; die Schnelligkeit von Bremsreaktionen und die Anzahl von Unfällen unterschieden sich jedoch nicht zwischen den Gruppen.

Die Feststellung einer pathologischen unfallträchtigen Tagesschläfrigkeit ergibt sich in aller erster Linie aus der Exploration der Patienten, eventuell unterstützt durch Fragebögen wie z. B. die acht Fragen umfassende Epworth Sleepiness Scale (ESS). Da es für die Frage der Fahreignung von besonderer Bedeutung ist, ob die betroffenen Personen die Symptomatik selbst erkennen und realistisch einschätzen, ist der Aussagewert der auf subjektiven Angaben basierenden Exploration und Fragebögen jedoch zweifelhaft. Objektivere Hinweise auf das Vorliegen einer ausgeprägten, verkehrsrelevanten Tagesschläfrigkeit können psychometrische Vigilanzprüfungen unter monotonen Reiz-Reaktions-Bedingungen und mit einer Testdauer von mindestens 30 Minuten oder eine möglichst einstündige Fahrprobe unter monotonen Fahrbedingungen (Autobahnfahrt in Dunkelheit) im Simulator oder öffentlichen Straßenverkehr ergeben. Eine die Fahreignung aufhebende Störung setzt dabei allerdings die konkrete Beobachtung von Sekundenschlaf oder imperativen Einschlafepisoden voraus; Vigilanzschwächen ohne diese gravierenden Symptome finden sich auch bei Personen ohne pathologische Tagesschläfrigkeit.

Außerhalb der Anfallsereignisse verfügen die von Epilepsie, Narkolepsie oder unkontrollierbarer Tageschläfrigkeit betroffenen Patienten im Allgemeinen über eine unbeeinträchtigte Leistungsfähigkeit in den Bereichen der Sensorik, Motorik und Kognition. Der Versuch, die Fahreignung der Patienten mittels psychodiagnostischer Untersuchungen oder einer Fahrverhaltensprobe vorherzusagen bzw. zu beurteilen, ist insofern nicht Erfolg versprechend. Kognitive Leistungsmängel, wie insbesondere Störungen der Merkfähigkeit, Aufmerksamkeit, Reaktionsfähigkeit oder Umstellungsfähigkeit, können allerdings bei Epilepsie mit persistierenden, gehäuften und schweren Anfällen auftreten. Darüber hinaus können auch antiepileptische Medikamente zu solchen Leistungsmängeln und einer möglichen Einschränkung der Fahrsicherheit führen, wie Kaussner et al. (2010) in einer Fahrsimulator-Studie mit gesunden Probanden nachweisen konnten.

Eine neuropsychologische Untersuchung und die Durchführung einer Fahrprobe sind bei Patienten mit Epilepsie nur dann angebracht, wenn einerseits die weitere Teilnahme am Straßenverkehr wegen längerer Anfallsfreiheit möglich ist (siehe Kap. 4.3), sich andererseits jedoch Anhaltspunkte für das Vorliegen neuropsychologischer Leistungsmängel ergeben.

Fazit:

Bei Krankheits- oder Störungsbildern mit unvorhersehbar anfallsartig auftretenden Bewusstseinsstörungen spielt die neuropsychologische Untersuchung für die Fahreignungsbeurteilung in der Regel eine untergeordnete Rolle.

6.1.7 Gesichtsfelddefekte und Neglect

6.1.7.1 Gesichtsfelddefekte

Nach Anlage 6 zur Fahrerlaubnis-Verordnung (siehe Kap. 4.1.1) wird für Fahrerlaubnisinhaber der Gruppe 1 ein normales Gesichtsfeld eines Auges oder ein gleichwertiges beidäugiges Gesichtsfeld mit einem horizontalen Durchmesser von mindestens 120 Grad gefordert, wobei insbesondere das zentrale Gesichtsfeld bis 20 Grad normal sein muss. Bei dieser Fahrerlaubnisgruppe kann in Ausnahmefällen zusätzlich zur augenärztlichen Untersuchung eine praktische Fahrprobe durchgeführt werden, um ein möglicherweise ausreichendes Sehvermögen zu belegen (siehe FeV, Anlage 6, Punkt 1.3). Für Fahrerlaubnis-Gruppe 2 wird ein normales Gesichtsfeld beider Augen oder wenigstens ein normales beidäugiges Gesichtsfeld mit einem horizontalen Durchmesser von mindestens 140 Grad verlangt, wobei insbesondere das zentrale Gesichtsfeld bis 30 Grad normal sein muss.

Die Berücksichtigung dieser Vorschrift lässt streng genommen keinen Beurteilungsspielraum, so dass sich hier – anders als bei der Frage der Auswirkungen kognitiver Leistungsmängel – eigentlich nicht die Frage stellt, wie und mit welcher Treffsicherheit eine Vorhersage der Fahreignung aus den Ergebnissen diagnostischer Untersuchungen erreicht werden könnte. Die Angemessenheit der Vorschrift ist jedoch mehrfach in Zweifel gezogen worden.

In Bezug auf alle im Folgenden genannten Studien ist anzumerken, dass Patienten mit Anzeichen von unilateralem Neglect, kognitiven oder gravierenden motorischen Beeinträchtigungen ausgeschlossen worden waren. Schwächen bei der Fahrprobe oder im Fahrsimulator-Test können daher nicht auf den Einfluss derartiger Funktionsstörungen oder Leistungsmängel zurückgeführt werden.

Coeckelbergh, Brouwer, Cornelissen und Kooijman (2004) führten Fahrproben bei insgesamt 100 Patienten mit unterschiedlichen zentralen und/oder peripheren Gesichtsfelddefekten infolge von Makuladegeneration, Glaukom und Retinitis pigmentosa durch. Nach den Europäischen Richtlinien für die Anforderungen an Visus und Gesichtsfeld waren 67 % der Patienten als nicht fahrgeeignet zu betrachten. De facto bestanden aber 34 % von diesen Patienten die Fahrprobe, und umgekehrt zeigten von den 33 % als geeignet einzustufenden Patienten 36 % kein ausreichend sicheres Fahrverhalten. Die Übereinstimmung zwischen der formalen Entscheidung nach den Richtlinien und dem tatsächlichen Ergebnis der Fahrprobe war mit 65 % sehr niedrig. Logistische Regressionsanalysen mit unterschiedlichen Variablen (Visus, Gesichtsfeld, visuelle Kontrastsensitivität, Aufmerksamkeitsleistungen, Alter) führten nicht zu befriedigenden Klassifikationsresultaten. Aufgrund dieser Ergebnisse empfehlen die Autoren die Durchführung einer Fahrprobe bei denjenigen Patienten, die die Anforderungen der Richtlinien nicht erfüllen. Die Resultate lassen es allerdings ratsam erscheinen, auch bei den übrigen Patienten mit Gesichtsfelddefekten eine Fahrverhaltensprobe vorzunehmen.

In einer retrospektiven Analyse der Daten von 1 350 Patienten einer Rehabilitationsklinik fanden Racette und Casson (2005) 131 Personen mit unterschiedlich ausgeprägten Gesichtsfelddefekten, die eine Fahrprobe absolviert hatten. Obwohl ein signifikanter Zusammenhang zwischen dem Ausmaß des Gesichtsfelddefektes und der Sicherheit des Fahrverhaltens bestand, fanden sich nicht nur bei Patienten mit weniger stark ausgeprägten, partiellen Gesichtsfelddefekten, sondern auch bei Patienten mit Quadranten- und Hemianopsie zahlreiche Fälle, die ein sicheres Fahrverhalten zeigten. Die Autoren zogen daraus den Schluss, dass die Entscheidung über die Fahreignung nicht ausschließlich auf der Grundlage des festgestellten Gesichtsfelddefektes erfolgen, sondern die Beobachtung des konkreten Fahrverhaltens berücksichtigen sollte.

Zur gleichen Empfehlung gelangten Wood et al. (2009) und Elgin et al. (2010) durch die Untersuchung von 22 Patienten mit Hemianopsie und 8 Patienten mit Quadrantenanopsie. Von den hemianopen Patienten bestanden 73 %, von den Patienten mit Quadrantenanopsie 88 % die Fahrprobe. Von 30 gesunden Kontrollpersonen bestanden praktisch alle die Fahrprobe. Die beiden Untersuchungen wurden offensichtlich bei denselben Patienten und Kontrollpersonen durchgeführt.

Kasneci et al. (2014) registrierten bei Patienten mit homonymen Gesichtsfelddefekten und Glaukom-Patienten mit peripheren Gesichtsfeldeinschränkungen sowie gesunden Kontrollpersonen während einer 30- bis 40-minütigen Fahrprobe im öffentlichen Verkehr Augen-, Kopf- und Schulterbewegungen. Das Fahrverhalten wurde nach den bei der amtlichen Führerscheinprüfung üblichen strengen Kriterien als „bestanden" oder „nicht-bestanden" bewertet. Von 10 Patienten mit Hemianopsie bestanden 40 % und von 10 Glaukom-Patienten 60 % die Fahrprobe nicht. Von 20 Kontrollpersonen zeigten 15 % kein einwandfreies Fahrverhalten. Die Patienten mit bestandener Fahrprobe führten häufigere Blickbewegungen zum defekten Gesichtsfeld hin aus und zeigten ausgedehntere Kopf- und Schulterbewegungen als die Patienten mit nicht bestandener Fahrprobe. Diese Verhaltensweisen wurden von den Autoren als kompensatorische Prozesse interpretiert, die zur Sicherheit des Fahrverhaltens beitragen.

Diese Schlussfolgerungen werden von Zangemeister (2004) gestützt. Die Gesichtsfeldprüfung ist eine statische Untersuchung zur Beschreibung des Defizits, während im Fahralltag Augen- und Kopfbewegungen eingesetzt werden. Diese können gezielt trainiert werden, um die Reaktionszeiten für die Exploration des blinden Bereiches zu verkürzen. Damit sind Menschen mit einem gut kompensierten Gesichtsfeldausfall durchaus in der Lage, am Kraftverkehr teilzunehmen.

Der überraschend große Anteil von Patienten mit Gesichtsfeldeinschränkungen, die auch in den anderen referierten Studien die Fahrprobe bestanden, ist in der Tat sehr wahrscheinlich dadurch zu erklären, dass die Patienten im Laufe der wieder aufgenommenen Fahrtätigkeit derartige kompensatorische Fähigkeiten entwickeln. Hierfür spricht, dass es sich bei den Patienten der angeführten Studien ganz überwiegend um solche Personen handelte, die aus eigenem Entschluss trotz der teilweise erheblichen Gesichtsfeldeinschränkungen weiterhin oder nach einer mehr oder weniger langen Unterbrechung erneut am motorisierten Straßenverkehr teilnahmen.

Die Gefahr, dass Patienten mit Gesichtsfelddefekten andere Verkehrsteilnehmer übersehen können oder Gefahrenquellen zu spät wahrnehmen, selbst wenn kompensatorisch besonders häufige Blick- und Kopfbewegungen ausgeführt werden, ist jedoch nicht von der Hand zu weisen. Dies gilt insbesondere in solchen Situationen, bei denen die Aufmerksamkeit und die Blickrichtung kurzfristig fixiert sind, z. B. auf ein bremsendes vorausfahrendes Fahrzeug oder einen zu überholenden Radfahrer. Ein zu diesem Zeitpunkt im blinden Gesichtsfeld auf die Fahrbahn tretender Fußgänger würde dann wahrscheinlich nicht rechtzeitig wahrgenommen. Während derartige unfallträchtige Situationen bei Fahrproben im realen Straßenverkehr eher selten beobachtet werden können, lassen sie sich im Fahrsimulator in unterschiedlichen Szenarien provozieren. Eine solche Fahrsimulator-Studie wurde von Bowers, Mandel, Goldstein und Peli (2009) bei 12 Patienten mit kompletter homonymer Hemianopsie und 12 gesunden Kontrollpersonen durchgeführt. Während einer 120-minütigen Simulator-Testfahrt mit vielfältigen unterschiedlichen Verkehrssituationen mussten Fußgänger am Straßenrand oder in Kreuzungsbereichen entdeckt werden. Je nach dem Verhalten der Fußgänger (ruhend oder in Bewegung) und der Art der Verkehrssituation bestand die Gefahr einer Kollision. Wie erwartet, wurden von den Patienten wesentlich weniger Fußgänger im blinden als im intakten Gesichtsfeld entdeckt (letzterer Wert entsprach dem der Kontrollpersonen). Die oben angesprochene Vermutung, dass im Laufe der weiteren Teilnahme am Straßenverkehr eine allmähliche Kompensation der visuellen Beeinträchtigung eintritt, wurde durch die Studie allerdings nicht bestätigt: Die sechs Patienten, die nach dem Eintritt der Gesichtsfeldeinschränkung weiterhin am Straßenverkehr teilnahmen, zeigten keine besseren Leistungen als die sechs Patienten, die das Fahren aufgegeben hatten.

Die Auswirkung von Defekten im zentralen Bereich des Gesichtsfeldes auf das Verhalten im Fahrsimulator untersuchten Bronstad, Bowers, Albu, Goldstein und Peli (2013). Gerät und Aufgabenstellung waren die gleichen wie in der vorgenannten Studie. Die Patienten (N = 11) mit zentralen, den fovealen Bereich einschließenden Skotomen infolge einer altersbedingten Makuladegeneration (mit lateral vom Skotom ausgebildeter Pseudofovea und intaktem peripheren Gesichtsfeld) übersahen insgesamt deutlich mehr Fußgänger als 11 gesunde Vergleichspersonen (2,7 % versus 0,3 %), und dies insbesondere im Bereich des Skotoms (6,4 % versus 0,2 %). Ihre Reaktionen auf die unfallträchtigen Situationen waren vielfach verspätet (50 % versus 19 %).

Der Gesetzgeber hat mit der Überarbeitung der Anlage 6 der FeV zu den Anforderungen an das Sehvermögen inzwischen nicht nur europäischen Richtlinien, sondern auch diesen Forschungsergebnissen Rechnung getragen. Wenn die Anforderungen an das Gesichtsfeld oder die Sehschärfe nicht erfüllt werden, kann der Fahrzeugführer (nur Gruppe 1) eine praktische Fahrprobe absolvieren. Es dürfen allerdings zusätzlich keine weiteren Störungen der Sehfunktionen vorliegen. Insbesondere müssen das Kontrastsehen oder Dämmerungssehen und die Blendempfindlichkeit geprüft und berücksichtigt werden. Dazu muss sich der Autofahrer einer augenärztlichen Begutachtung unterziehen.

Fazit:

Da Gesichtsfelddefekte durch hochfrequente bewusst ausgeführte Blick- und Suchbewegungen kompensiert werden können, kann die Fahreignung der Patienten nicht grundsätzlich ausgeschlossen werden. Da eine erfolgreiche derartige Kompensation mit apparativen Testmethoden nicht zuverlässig festzustellen ist, sollte in allen Fällen eine umfangreiche standardisierte Fahrverhaltensprobe durchgeführt werden, bei der sich negative Auswirkungen des Gesichtsfelddefektes manifestieren können, wie z. B. Fehler beim Beachten des Gegenverkehrs vor dem Linksabbiegen oder beim Beachten anderer Verkehrsteilnehmer beim Überholen und Rechtsabbiegen.

6.1.7.2 Neglect

Empirische wissenschaftliche Untersuchungen über die Fahreignung von Patienten mit visuellem Neglect liegen bisher kaum vor. Dies hat verschiedene Gründe. Zum einen ist ein visueller Neglect sehr häufig mit einer homonymen Hemianopsie assoziiert, die meist allein schon als Ausschlusskriterium für die Fahreignung betrachtet wird. Hinzu kommt, dass die Störung der Aufmerksamkeitszuwendung im akuten Stadium der Symptomatik von den Patienten selbst in aller Regel nicht bemerkt oder erkannt wird (siehe Kap. 4.2.1); deshalb ist – im Unterschied zu hemianopischen Patienten ohne Neglect – auch nicht mit einer Kompensation der Gesichtsfeldeinschränkung durch vermehrte, bewusst ausgeführte Blick- und Kopfbewegungen zu rechnen.

Solange ein klinisch manifester Neglect z. B. nach einem Schlaganfall besteht, ist eine Teilnahme des Patienten am motorisierten Straßenverkehr nicht zu verantworten. Selbst die Benutzung elektrisch betriebener Rollstühle ist mit Unsicherheiten verbunden (Dawson & Thornton, 2003; Turton et al., 2009). Inwieweit die Fahrsicherheit durch fortbestehende, aber deutlich abgeschwächte Neglectsymptome nach Rückbildung der klinisch manifesten Störung beeinträchtigt wird, ist noch nicht hinreichend geklärt. In einer Einzelfallstudie untersuchten Jehkonen, Saunamäki, Alzamora, Laihosalo und Kuikka (2012) drei Patienten, die 6 bis 18 Monate nach einem Schlaganfall im Test „SIGNAL Signal-Detection" des Wiener Testsystems nur noch eine leichte Aufmerksamkeitsschwäche mit Schwerpunkt im linken unteren Gesichtsfeldquadranten zeigten. Alle drei Patienten absolvierten eine einstündige Fahrprobe mit insgesamt ausreichend sicherem Fahrverhalten. Das Ergebnis dieser Studie mit nur drei Patienten kann aber sicher nicht verallgemeinert werden. Ähnlich wie bei Patienten mit Gesichtsfelddefekten ohne Neglect wären insbesondere Fahrsimulator-Studien mit einer größeren Zahl von Patienten und unterschiedlichen Ausprägungsgraden der residualen Neglectsymptomatik wünschenswert.

6.1.8 Zusammenfassende Bewertung der Studien zur Fahreignungsvorhersage

In den Kapiteln 6.1.1 bis 6.1.5 wurden Studien referiert, die sich mit der Vorhersage der Fahreignung anhand neuropsychologischer und anderer Testverfahren befasst haben. Als Außenkriterium der Fahreignung wurde in diesen Studien das Ergebnis einer Fahrverhaltensprobe im öffentlichen Straßenverkehr eingesetzt. Um den Überblick über die zahlreichen Ergebnisse zu erleichtern, wurden die relevanten Daten, insbesondere die positiven und negativen prädiktiven Werte (ppW und npW), in Tabelle A1 des Anhangs zusammengestellt. Die Angabe der Fallzahlen in den vier Klassifikationszellen (a, b, c, d) ermöglicht es, die Berechnung der unterschiedlichen Kennwerte nachzuvollziehen.

Tabelle A1 lässt die große Unterschiedlichkeit der Studien hinsichtlich der Anzahl der in die Klassifikations- und Vorhersageprozedur eingegangenen Patienten (N zwischen 25 und 501) und des Anteils derjenigen Patienten deutlich werden, die die Fahrprobe nicht bestanden haben (zwischen 19 % und 76 %).

Der besondere Stellenwert des positiven oder negativen prädiktiven Wertes hängt von der Zielsetzung der Beurteilung ab

Für die konkrete Aufgabe der Beurteilung der Fahreignung eines Patienten sind zwei Aspekte gegeneinander abzuwägen. Unter dem Gesichtspunkt einer möglichst geringen Gefährdung der Verkehrssicherheit hat der negative prädiktive Wert ein besonderes Gewicht: Je höher dieser Wert, umso sicherer ist die psychodiagnostisch begründete Vorhersage, dass ein Patient nach oder trotz der Erkrankung über die erforderliche Fahreignung verfügt. Ein möglichst hoher npW gibt darüber hinaus aber auch dem Beurteiler die Sicherheit, dass durch die Entscheidung keine Gefährdung für den Patienten selbst und für andere Verkehrsteilnehmer in Kauf genommen wird. Dies ist im Hinblick auf haftungsrechtliche Fragen wichtig (siehe Kap. 2.4). Demgegenüber fällt unter dem Gesichtspunkt, dass einem Patienten die Teilnahme am Straßenverkehr möglichst nicht fälschlicherweise untersagt wird, einem hohen positiven prädiktiven Wert ein besonderes Gewicht zu: Je höher dieser Wert, umso geringer ist die Wahrscheinlichkeit, dass dem Patienten das Führen eines Kraftfahrzeugs aufgrund der psychodiagnostischen Testergebnisse zu Unrecht verwehrt wird. Das Größenverhältnis zwischen den beiden prädiktiven Werten kann, z. B. bei Verwendung von Cut-off Grenzwerten, davon abhängen, wie streng die Kriterien für mangelhafte Testleistungen gewählt werden. Es ist deshalb sinnvoll, die beiden prädiktiven Werte bzw. die dazu komplementären Fehlerwerte gemeinsam zu betrachten.

Wird über die einzelnen in Tabelle A1 aufgeführten 27 Werte der Gesamt-Mittelwert für ppW und für npW gebildet, resultieren Werte von 66 % bzw. 78 %. Für eine Entscheidung über die Fahreignung im Einzelfall sind diese Werte sehr unbefriedigend, und zwar unter beiden der oben genannten Gesichtspunkte. Betrachtet man die Gruppen mit unterschiedlicher Ätiologie der zerebralen Erkrankung oder Schädigung gesondert, finden sich nur teilweise deutlichere Abweichungen von diesen Gesamt-Mittelwerten: Bei Patienten mit Schädel-Hirn-Trauma ist die Vorhersage des Nicht-Bestehens der Fahrprobe (ppW) mit einem Wert von 49 % völlig unsicher, während sie bei Patienten mit leichter oder ausgeprägter Demenz mit einem Wert von 85 % relativ hoch ist – wenn auch keineswegs befriedigend hoch. Bei der Krankheitsgruppe Demenz fällt der niedrige Wert von 63 % für npW auf. Hier ist die Vorhersage des Bestehens der Fahrprobe, d. h. die Annahme der Fahreignung auf der Grundlage der diagnostischen Testwerte, sehr unsicher; allerdings basieren die Mittelwerte für Patienten mit Demenz nur auf zwei Studien. In den Studien mit Parkinson-Patienten und Patienten mit Multipler Sklerose liegt ein eher ausgeglichenes Verhältnis zwischen ppW und npW vor, mit Werten von 72 % zu 78 % bzw. 76 % zu 89 %.

Insgesamt erwies sich die Vorhersage des Bestehens der Fahrprobe (npW) in 78 % der 27 aufgelisteten prognostischen Versuche als etwas sicherer im Vergleich zur Vorhersage des Nicht-Bestehens (ppW = 66 %). Betrachtet man willkürlich eine Sicherheit von 90 % für die positive und negative Vorhersage des Ausgangs der Fahrverhaltensprobe als zufriedenstellend, genügen nur die Befunde der Untersuchung von Sommer et al. (2010) bei Patienten mit Schlaganfall diesem Kriterium. In dieser Studie konnten jedoch bei Patienten mit Schädel-Hirn-Trauma mit denselben Testvariablen keine befriedigenden Vorhersagen erreicht werden. Diese Diskrepanz könnte vielleicht dadurch erklärt werden, dass das Fahrverhalten bei den beiden Krankheitsbildern grundsätzlich noch durch andere als die psychodiagnostisch erfassten Merkmale beeinflusst wird.

In diesem Fall müsste die Anwendung der Vorhersage-Prozedur auf Schlaganfallpatienten beschränkt und für SHT-Patienten ein alternatives Verfahren entwickelt werden.

In Anbetracht der erheblichen Unterschiede zwischen den Ergebnissen der verschiedenen Studien, die sich nicht nur in den Kennwerten der Vorhersage und Klassifikation zeigen, sondern auch im Anteil der Patienten, die die Fahrprobe bestanden bzw. nicht bestanden, erscheinen rigorose Kreuzvalidierungen der erfolgversprechenden Prognoseverfahren an unabhängigen Stichproben wünschenswert. Die meist verwendete Kreuzvalidierung innerhalb der jeweils untersuchten Patientengruppe nach der Jackknife-Methode erfasst nicht den Effekt eventuell bestehender systematischer Unterschiede zwischen gänzlich unabhängig erhobenen Patientengruppen.

Fahreignungs-„Screening" ist nicht effektiv

Die Mehrzahl der referierten Studien zielte auf die Entwicklung oder Überprüfung eines „Screening"-Verfahrens ab. Beim Screening geht es eigentlich nicht um eine Entscheidung über die Fahreignung in jedem Einzelfall, sondern um eine Vorauslese von Patienten, deren Fahreignung nach den Ergebnissen der neuropsychologischen Untersuchung zweifelhaft bleibt. Für diese und nur für diese Patienten wird dann in fast allen Studien eine standardisierte Fahrverhaltensprobe zur Abklärung empfohlen. Diesem Vorgehen entspricht die oft vorgenommene Dreiteilung der Befunde: Bei Patienten mit deutlichen Leistungsmängeln wird die Fahreignung verneint und bei Patienten mit insgesamt unauffälligen Leistungen bejaht. Für einen Zwischenbereich der psychodiagnostischen Testergebnisse wird keine Entscheidung getroffen, sondern eine Fahrprobe vorgenommen (Alexandersen, Dalen & Bronnick, 2009; Dobbs & Schopflocher, 2010; Dobbs, 2013). Ein solches Vorgehen ist aber nur dann wirklich gerechtfertigt, wenn die Sicherheit der Entscheidungen sehr hoch ist, d. h. bei gleichzeitig positiven wie negativen prädiktiven Werten von annähernd 100 %. Anderenfalls sollte für alle Patienten eine Fahrverhaltensprobe veranlasst werden.

Fazit:

Beim jetzigen Stand der empirischen Forschung kann allgemein nicht von einer hinreichenden Sicherheit der Vorhersage der Fahreignung auf der Basis neuropsychologischer Testergebnisse ausgegangen werden. Solange keine effizientere und hinreichend validierte Prozeduren vorliegen, ist die Durchführung umfangreicher und hinsichtlich der unterschiedlichen Verkehrsanforderungen repräsentativer Fahrverhaltensproben als Methode der Wahl zu betrachten. Auf die Möglichkeiten des Einsatzes von Fahrsimulatoren zur Prüfung der Fahreignung wird in Kapitel 6.3 eingegangen.

6.2 Krankheit und Unfallhäufigkeit

Das Ziel der Beurteilung der Fahreignung bei Patienten mit neurologischen Erkrankungen besteht letztlich darin, Unfälle zu verhindern, die aufgrund krankheitsbedingter Funktionsstörungen oder Leistungsmängel eintreten könnten. Aus diesem Grund wurde in mehreren Studien die Frage geprüft, ob das Unfallrisiko bei Patienten, die nach oder trotz ihrer Erkrankung weiterhin am motorisierten Straßenverkehr teilnehmen, erhöht ist. Dabei wurde im allgemeinen so vorgegangen, dass die Unfallhäufigkeit in einem Beobachtungszeitraum von einem bis mehreren Jahren bei einer Gruppe neurologischer Patienten nach Wiederaufnahme der Fahrtätigkeit mit der Unfallhäufigkeit bei einer Kontrollgruppe gesunder Personen im gleichen Zeitraum verglichen wurde. Die Kontrollgruppe wurde meist hinsichtlich Geschlecht, Alter, Bildungsgrad und Umfang der durchschnittlichen Fahrpraxis (Kilometer pro Jahr) der Patientengruppe angeglichen. In einigen Studien wurden zur Feststellung der Unfallhäufigkeit die Patienten (teilweise auch deren Bezugspersonen) und die Kontrollpersonen systematisch befragt; in anderen Studien wurden die relevanten Daten aus einem amtlichen Verkehrsregister abgerufen. Als Parameter für die statistischen Vergleiche wurde entweder die Anzahl der Personen, die einen Unfall hatten, oder die Anzahl der Unfälle verwendet.

Die generelle Schwierigkeit des Vorgehens besteht darin, dass Unfälle selten vorkommen. Für eine ausreichende Datenbasis sind deshalb möglichst umfangreiche Patienten- und Kontrollgruppen sowie möglichst lange Beobachtungszeiträume erforderlich. Um die Datenbasis zu verstärken, wurden teilweise auch gravierendere Verkehrsverstöße ohne Unfallgeschehen in die Analysen mit einbezogen. Ein weiteres Problem kann darin gesehen werden, dass zum Teil nur solche Patienten in die Analysen aufgenommen wurden, deren Fahreignung zuvor festgestellt worden war (oder dass hierüber keine Informationen mitgeteilt wurden). Schließlich wurde die Unfallhäufigkeit der untersuchten Personen vor der Erkrankung bzw. vor dem Prüfzeitraum nur selten berücksichtigt; wenn man bedenkt, dass Schädel-Hirn-Traumata häufig durch Verkehrsunfälle verursacht sind, könnte bei SHT-Patienten bereits das prämorbide („normale") Unfallrisiko erhöht sein.

Eine besonders sorgfältig kontrollierte retrospektive Studie mit außerordentlich umfangreichem objektivem Datenmaterial wurde von Haselkorn, Mueller und Rivara (1998) durchgeführt. Von 1 910 Patienten nach Schlaganfall und 896 Patienten nach Schädel-Hirn-Trauma wurden aus dem amtlichen Verkehrsregister Daten aus einem Zeitraum von jeweils 12 Monaten vor und 12 Monaten nach der Hospitalisierung der Patienten im Jahr 1992 abgefragt. Für jede der beiden Patientengruppen wurde eine Stichprobe von doppelt so vielen gesunden Personen, angeglichen nach Geschlecht, Alter und Erhebungsdatum, aus dem Register gezogen. Erfasst wurde für jeden der beiden Zeiträume und für jede der vier Gruppen die Anzahl der eingetragenen Unfälle und Verkehrsdelikte. Unter Berücksichtigung der Häufigkeiten der Verkehrsauffälligkeiten im ersten Zeitraum ergab sich bei keiner Patientengruppe im Vergleich zur zugehörigen Kontrollgruppe ein überzufällig erhöhtes Unfallrisiko. Bei den SHT-Patienten war zwar das Risiko eines einzigen Verkehrsverstoßes im Erhebungszeitraum etwas erhöht, nicht jedoch das Risiko, durch zwei oder mehr Verkehrsdelikte aufzufallen. Auch wenn, wie die Autoren kritisch anmerken, die Schwere der Hirnschädigung und die Intensität der Teilnahme am Straßenverkehr nach der Erkrankung sowie die Schwere der Unfälle und Verkehrsdelikte nicht ausreichend kontrolliert werden konnten, sprechen die Befunde nicht dafür, dass das Verkehrsrisiko nach der Erkrankung signifikant erhöht ist. Ob bei den Patienten im Zusammenhang mit dem Krankenhausaufenthalt eine Abklärung der weiteren Fahreignung vorgenommen worden war, ist aus der Publikation nicht ersichtlich; alle Patienten waren jedenfalls zu beiden Erhebungszeiten im Besitz einer gültigen Fahrerlaubnis.

In den im Folgenden referierten Studien basiert die Feststellung des Auftretens von Unfällen oder der Unfallhäufigkeit auf Befragungen der untersuchten Personen. In einer älteren Studie von Katz et al. (1990) wurde eine Gruppe von 22 Patienten (vorwiegend nach Schlaganfall und SHT) ca. 5 Jahre nach der Erkrankung telefonisch nach Unfällen, Beinahe-Unfällen und Geschwindigkeitsverstößen befragt. Alle Patienten hatten durchschnittlich 10 Monate nach der Erkrankung eine neurologisch-neuropsychologische Untersuchung sowie eine Fahrprobe absolviert und waren danach als fahrgeeignet beurteilt worden. Als Kontrollgruppe wurden hinsichtlich Alter und Bildungsgrad paarweise angeglichene Personen, vorwiegend Angehörige der Patienten, in gleicher Weise befragt. Die Datenanalyse ergab, dass sich die Anzahl der Patienten, die das Vorkommen von Unfällen, Beinahe-Unfällen oder Geschwindigkeitsverstößen einräumten (6 bzw. 7 bzw. 5 Patienten), sich nicht signifikant von der entsprechenden Anzahl der Kontrollpersonen (7 bzw. 9 bzw. 4 Personen) unterschied. Außerdem unterschieden sich die Patienten, die in Unfälle verwickelt waren, in ihren neuropsychologischen Leistungen nicht signifikant von denjenigen ohne Unfälle. Kritisch angemerkt wird von den Autoren, dass keine objektiven Daten über die Häufigkeit der Unfälle und Verkehrsverstöße verfügbar waren. Die Ergebnisse von Katz et al. belegten zudem, dass die praktische Fahrprobe, trotz aller oft vorgebrachten methodischen Einwände, ausreichend zuverlässig ist, um die Fahreignung von Patienten zu überprüfen.

Formisano et al. (2005) befragten die Bezugspersonen von Patienten, die ca. drei bis fünf Jahre zuvor eine schwere Hirnschädigung erlitten hatten, ob es nach der Wiederaufnahme der Fahrtätigkeit zu Unfällen gekommen war. Dies war bei 11 von 29 Patienten der Fall, wobei es in fünf Fällen zu mehr als nur einem Unfall gekommen war. Im Vergleich mit der berechneten Unfallwahrscheinlichkeit bei vergleichbaren gesunden Personen war das Unfallrisiko bei den Patienten um den Faktor 2,3 erhöht. Kritisch weisen die Autoren u. a. darauf hin, dass das prämorbid bestehende Unfallrisiko der Patienten nicht berücksichtigt wurde.

In einer Follow-up-Studie von Niemann und Hartje (in Druck) wurde bei 92 hirngeschädigten Patienten und 86 gesunden Vergleichspersonen über Fragebögen das Verkehrsverhalten und die Häufigkeit von Unfällen und Verkehrsverstößen im Jahr nach Abschluss einer Rehabilitationsmaßnahme bzw. vor der Befragung ermittelt. Bei einer Fahreignungsprüfung während der Rehabilitationsmaßnahme hatten alle Patienten in einer Fahrverhaltensprobe ein ausreichend sicheres Fahrverhalten gezeigt, so dass ihre weitere Fahreignung angenommen wurde. Es zeigten sich keine signifikanten Unterschiede zwischen den Patienten und den Kontrollpersonen hinsichtlich des Prozentsatzes der Probanden, die Verwarnungen oder Bußgeldbescheide (25 % vs. 22 %), Bagatellschäden (8 % vs. 16 %) oder größere Blechschäden (8 % vs. 5 %) angaben. Unfälle mit Personenschäden wurden in keiner Gruppe berichtet. Kritisch anzumerken ist, dass sich die Studie auf die subjektiven Angaben der Probanden stützt.

Die Feststellungen von Lundqvist, Alinder und Rönnberg (2008) basieren auf einem Telefoninterview der Probanden. Die Befragung der Patienten mit Schädel-Hirn-Trauma, Schlaganfall oder Aneurysma-Blutung umfasste den Zeitraum von 10 Jahren nach der Erkrankung. Von 32 Patienten, die weiterhin am Straßenverkehr teilnahmen, gaben 9 Patienten (28 %) an, dass sie im fraglichen Zeitraum der Versicherung einen Unfall gemeldet hatten. Bei einer Kontrollgruppe von 48 gesunden, nach Geschlecht, Alter, Bildungsgrad und Zahl der pro Jahr gefahrenen Kilometer vergleichbaren Probanden galt dies für 5 Personen (10 %). Der Unterschied ist signifikant ($p = .04$) und spricht für eine etwas größere Unfallanfälligkeit der Patienten. Bemerkenswert ist die darüber hinaus gehende Feststellung der Autoren, dass die Unfälle in keiner Beziehung zu den Ergebnissen einer 10 Jahre zurückliegenden neuropsychologischen Testuntersuchung und Fahrprobe standen.

Schanke, Rike, Molmen und Osten (2008) interviewten 65 Schlaganfall- und 28 SHT-Patienten, die nach einer umfangreichen medizinischen und neuropsychologischen Diagnostik einschließlich einer Fahrprobe für fahrgeeignet betrachtet worden waren und wieder am Straßenverkehr teilnahmen. Mit einem Fragebogen wurde unter anderem erfasst, wie viele (von der Polizei oder Versicherung registrierte) Unfälle sich in einem Zeitraum von 6 bis 9 Jahren nach der Hirnschädigung ereignet hatten. Die angegebenen Unfallzahlen (summiert über die Probanden der jeweiligen Gruppe) wurden auf die Anzahl der gefahrenen Kilometer bezogen und mit entsprechenden Bevölkerungs-Normwerten verglichen. Es zeigte sich, dass die Unfallhäufigkeit nur in der Gruppe der SHT-Patienten im Vergleich zur Norm signifikant erhöht war (um den Faktor 2,5), nicht jedoch in der Gruppe der Schlaganfallpatienten (Faktor 0,8). Dieses Ergebnis entspricht dem Befund von Haselkorn, Mueller und Rivara (1998).

Die im Folgenden referierten Studien befassten sich mit der Frage, welche Merkmale der Patienten das Unfallrisiko oder die Häufigkeit von Verkehrsverstößen möglicherweise beeinflussen.

Schultheis, Garay, Millis und DeLuca (2002) prüften, ob die bei Patienten mit Multipler Sklerose (MS) teilweise vorliegenden kognitiven Beeinträchtigungen mit einem erhöhten Unfallrisiko verbunden sind. Sie untersuchten 27 MS-Patienten, die allenfalls minimale körperliche Funktionsschwächen aufwiesen. Anhand der Leistungen der Patienten in neuropsychologischen Tests (Paced Auditory Serial Addition Test, Zahlen-Symbol-Test, Mosaik-Test, Stroop-Test, Trail Making Test, Motor-Free Visual Perceptual Test-Revised) wurden zwei Gruppen gebildet: MS-Patienten mit bzw. ohne kognitive Beeinträchtigungen (13 bzw. 14 Patienten). Außerdem wurde eine Kontrollgruppe von 17 gesunden Vergleichspersonen herangezogen. Für alle Probanden wurde aus einem amtlichen Verkehrsregister die Anzahl der Unfälle und die Anzahl der Verkehrsverstöße in den fünf zurückliegenden Jahren abgefragt. Wegen der insgesamt sehr geringen Häufigkeit an Unfällen und Verkehrsverstößen wurde eine Dichotomisierung vorgenommen (0 versus ≥ 1). Die statistische Analyse der Werte ergab, dass die Patienten mit kognitiven Beeinträchtigungen deutlich häufiger einen oder mehrere Unfälle hatten, und zwar sowohl im Vergleich mit den kognitiv nicht beeinträchtigten Patienten als auch den Kontrollpersonen. Die Bedeutung dieses Unterschieds wird noch durch die Tatsache unterstrichen, dass die durchschnittliche Fahraktivität der kognitiv beeinträchtigten MS-Patienten im Vergleich zu den anderen Gruppen etwas reduziert war. Hinsichtlich der Verkehrsverstöße fand sich kein Unterschied zwischen den Gruppen.

In der Studie von Pietrapiana et al. (2005) wurden die Bezugspersonen von 31 Patienten, die nach einem schweren Schädel-Hirn-Trauma und nachfolgender klinischer Rehabilitation über einen längeren Zeitraum (ein bis mehrere Jahre) wieder am motorisierten Straßenverkehr teilgenommen hatten, um eine Einstufung der allgemeinen prämorbiden Risikoneigung und der prämorbiden Risikofreudigkeit im Fahrverhalten der Patienten gebeten und nach der Anzahl an Unfällen und Verkehrsverstößen in der Zeit vor und nach dem SHT befragt. Außerdem wurden klinische Informationen, wie Schweregrad des SHT, Dauer der Bewusstlosigkeit und Ausmaß der funktionalen Beeinträchtigungen sowie Ergebnisse neuropsychologischer Tests ermittelt. Nur vier Variablen korrelierten signifikant mit der Anzahl der Unfälle und Verkehrsverstöße in der Zeit nach dem SHT: die Krankheitsdauer seit der Hirnschädigung, die Anzahl der Unfälle und Verkehrsverstöße in der Zeit vor dem SHT sowie die beiden Einstufungen des Risikoverhaltens vor dem SHT. Diese Daten wurden in einer multiplen Regressionsanalyse als Prädiktorvariablen verwendet, während die Summe der Unfälle und Verkehrsverstöße nach dem SHT (0 bei 20 Patienten und 1 bis 3 bei 11 Patienten) das vorherzusagende Außenkriterium war. In der Regressionsfunktion, die 72,5 % der Varianz erklären konnte, erwies sich die Anzahl der prämorbiden Unfälle und Verstöße als besonders gewichtig.

Eine Differenzierung zwischen den unfallfreien und den übrigen Patienten mithilfe einer Diskriminanzanalyse wurde offensichtlich nicht vorgenommen, so dass keine Aussagen über die Sicherheit der positiven oder negativen Einzelfall-Vorhersage getroffen werden können. Die Studie ist aber insofern interessant, als sie einerseits den fehlenden Zusammenhang der verschiedenen klinischen und neuropsychologischen Variablen mit dem Außenkriterium und andererseits die Bedeutung der Häufigkeit der prämorbiden Unfälle oder Verkehrsverstöße sowie der schon prämorbid bestehenden Risiko-Akzeptanz für das Unfallrisiko nach Wiederaufnahme der Fahrtätigkeit deutlich macht. Im Hinblick auf die Befunde von Haselkorn, Mueller und Rivara (1998) sowie Schanke, Rike, Molmen und Osten (2008) ist es wahrscheinlich, dass speziell bei der Gruppe derjenigen Patienten, die ein Schädel-Hirn-Traum erlitten, bereits das prämorbide Fahrverhalten riskant war. Nach den Überlegungen von Pietrapiana und Mitarbeitern könnte dieses Verhalten durch die Hirnschädigung noch verstärkt hervortreten und zu einer weiteren Erhöhung des Unfallrisikos führen.

Bei 60 Patienten mit Multipler Sklerose, die trotz der Erkrankung regelmäßig mit dem Auto fuhren, ermittelten Ryan et al. (2009) die Anzahl der Unfälle und Verkehrsverstöße der letzten fünf Jahre zum einen über ein amtliches Verkehrsregister und zum anderen durch die Befragung der Patienten und ihrer Bezugspersonen. Die Zahl der Unfälle und Verkehrsverstöße wurde jeweils zu einem Summenscore zusammengefasst. Der höhere der beiden Scores wurde als Messwert verwendet. Aus den Ergebnissen (T-Normwerte) verschiedener neuropsychologischer Tests wurde für jeden Patienten der mittlere T-Wert als Leistungsscore definiert. Es zeigte sich, dass die kombinierte Anzahl der Unfälle und

Verkehrsdelikte nicht signifikant mit dem neuropsychologischen Leistungsscore korrelierte ($r=-.08$) und auch in einer multiplen Regressionsfunktion kein signifikantes Gewicht hatte.

Fazit:

Die Ergebnisse der in diesem Kapitel referierten Studien sind sehr unterschiedlich und erlauben keine sichere Aussage darüber, ob das Unfallrisiko bei Patienten mit zerebralen Erkrankungen oder Schädigungen erhöht ist. Aber selbst wenn ein erhöhtes Risiko angenommen wird, liefern die Daten keine Möglichkeit, mit hinreichender Sicherheit zu entscheiden, ob bei einem individuellen Patienten die „Annahme einer Verkehrsgefährdung", das heißt „die nahe durch Tatsachen begründete Wahrscheinlichkeit des Eintritts eines Schädigungsereignisses" im Sinne der Begutachtungsleitlinien gerechtfertigt ist (siehe Kap. 3). Ebenso erscheint auch keine zuverlässige Schätzung des Unfallrisikos aufgrund auffällig schwacher Leistungen in neuropsychologischen, als verkehrsrelevant betrachteten Tests möglich. Insofern sollte sich beim jetzigen Kenntnisstand die Entscheidung über die Fahreignung eines Patienten auf das Ergebnis einer umfangreichen und hinsichtlich der zu bewältigenden Verkehrssituationen möglichst repräsentativen Fahrverhaltensprobe stützen, wie dies z. B. auch von Ryan und Mitarbeitern (2009) empfohlen wurde.

6.3 Fahrverhaltensprobe im öffentlichen Straßenverkehr versus Fahrsimulator-Test

Sowohl die Aussagekraft praktischer Fahrverhaltensproben im öffentlichen Straßenverkehr als auch der spezielle Wert von Fahrsimulator-Tests zur Feststellung der Fahreignung werden uneinheitlich beurteilt.

Der Vorteil praktischer Fahrproben wird vor allem darin gesehen, dass das Fahrverhalten unter völlig realistischen Bedingungen und Anforderungen beobachtet wird. Die Probanden sind aufgrund ihrer meist mehrjährigen Fahrpraxis in hohem Maße mit der Fahraufgabe vertraut. Dies gilt hinsichtlich der Fahrzeugbeherrschung, der Beachtung der Verkehrsregelungen und wechselnden Verkehrssituationen sowie der komplexen Interaktionen zwischen den Verkehrsteilnehmern. Die visuellen, akustischen und propriozeptiven Informationen, z. B. die räumliche Wahrnehmung der Abstände und Abstandsveränderungen infolge eigener oder fremder Beschleunigungs- oder Bremsvorgänge oder die propriozeptive und vestibuläre Rückmeldung beim Bremsen oder Ändern der Fahrtrichtung des eigenen Fahrzeugs, weichen in keiner Weise von den gewohnten realistischen Verhältnissen ab. Mit praktischen Fahrproben wird insofern genau dasjenige Verhalten geprüft, um das es geht. Fahrverhaltensproben haben deshalb eine hohe inhaltliche oder Augenscheinvalidität (Fox, Bowden & Smith, 1998; Akinwuntan et al., 2005a; Fastenmeier, 2015).

Als Nachteil praktischer Fahrproben wird zum einen die Tatsache betrachtet, dass sich die realen Verkehrssituationen zwangsläufig von Probe zu Probe unterscheiden, insbesondere im Auftreten schwieriger Situationen. Dies vermindert die Durchführungs-Objektivität der Fahrprobe als Messinstrument. Zum anderen sind besonders kritische, mit einer akuten Unfallgefahr verbundene Ereignisse, wie z. B. das plötzliche Auftauchen eines Hindernisses vor dem Fahrzeug, im Rahmen einer Fahrprobe höchst selten zu erwarten. Mit Bezug auf solche Gefahrensituationen wird oft kritisch darauf hingewiesen, dass krankheitsbedingte Verlangsamungen der Informationsverarbeitung und Beeinträchtigungen der Reaktionsschnelligkeit, die sich in den meisten alltäglichen Verkehrssituationen nicht bemerkbar machen, in derartigen speziellen Situationen zu – normalerweise vermeidbaren – Unfällen führen können.

Wenig überzeugend sind Argumente, dass die Organisation und Durchführung praktischer Fahrproben im öffentlichen Straßenverkehr sehr aufwendig sind und deshalb besser durch Fahrsimulator-Tests zu ersetzen seien. An den meisten neurologischen Rehabilitationszentren bestehen Kooperationen mit Fahrschulen und Fahrlehrern, die hinsichtlich der besonderen Aufgabenstellung geschult wurden, sowie ausgearbeitete Standard-Fahrstrecken mit vorbereiteter detaillierter Protokollierung des Fahrverhaltens. Bei Beaufsichtigung der Fahrprobe durch versierte Fahrlehrer im Fahrschulfahrzeug erscheint auch die gelegentlich als Problem angeführte mögliche Gefährdung der Patienten oder anderer Verkehrsteilnehmer nicht erheblich. Schließlich ist die Annahme besonders hoher Kosten einer Fahrverhaltensprobe nicht überzeugend, wenn alle Aspekte der Anschaffung, Wartung und Bedienung eines modernen Fahrsimulators berücksichtigt werden.

Statistische Analysen zur Frage der Reliabilität von Fahrverhaltensproben wurden vor allem unter dem Aspekt der Beurteiler-Übereinstimmung durchgeführt. Akinwuntan et al. (2005a) verglichen die Beurteilung einer 45-minütigen Fahrprobe durch zwei unabhängige Beobachter bei 38 Schlaganfallpatienten und fanden eine hohe Übereinstimmung von .83 (Intra-Klassen-Korrelation) bezüglich der Gesamtleistung auf einer vierstufigen Skala. Sommer et al. (2010) berichten für ihre Gruppe von 178 Patienten eine Inter-Rater Übereinstimmung von .91 für eine sechsstufige Beurteilungsskala. In der Studie von Niemann und Hartje (2013) betrug die Korrelation zwischen der sechstufigen Beurteilung durch den Fahrlehrer und den begleitenden Neuropsychologen bei 492 Patienten .90; bei einer Einteilung des Gesamtergebnisses der Fahrprobe in „bestanden“ und „nicht bestanden“ stimmten die beiden Beurteiler in 94 % der Fälle überein. Diese Ergebnisse sprechen für eine hohe Reliabilität in der Beurteilung des Fahrverhaltens bei praktischen Fahrproben, trotz der oben genannten Einschränkungen hinsichtlich der Objektivitätsaspekte des Verfahrens.

Überzeugend begründete statistische Angaben zur Validität erscheinen insofern nicht möglich, als ein geeignetes quantifizierbares Außenkriterium für den Vergleich mit der Fahrverhaltensprobe fehlt. Ein Vergleich zwischen den Ergebnissen der Fahrprobe einerseits und psychodiagnostischen Befunden bzw. den darauf begründeten Beurteilungen der Fahreignung andererseits ist hier nicht angemessen. Unter dem Aspekt, dass es letzten Endes um die Sicherheit der Teilnahme der Patienten am motorisierten öffentlichen Straßenverkehr geht, erhalten die Studien zur Häufigkeit von Unfällen oder Verkehrsdelikten nach der Wiederaufnahme der Fahraktivität durch die Patienten eine besondere Bedeutung (vergleiche Kap. 6.2). Hier sind vor allem die Untersuchungen mit umfangreichem Datenmaterial von Haselkorn, Mueller und Rivara (1998) sowie von Niemann und Hartje (in Druck) relevant, die kein signifikant erhöhtes Verkehrsrisiko bei neurologischen Patienten feststellen konnten. In der zuletzt genannten Studie war, ebenso wie in der Untersuchung von Katz et al. (1990), die Fahreignung der Patienten aufgrund des Ergebnisses einer Fahrverhaltensprobe prognostiziert worden.

Fahrsimulatoren haben den Vorteil, dass an alle Probanden die exakt gleichen Anforderungen gestellt werden können und dass die Programmierung es darüber hinaus erlaubt, eine Vielfalt spezieller Verkehrssituationen, darunter auch besondere unfallträchtige Situationen, nach definierten Kriterien und mit beliebiger Häufigkeit auftreten zu lassen. Ein weiterer Vorteil wird darin gesehen, dass das Verhalten der Testpersonen, also z. B. die Reaktionsschnelligkeit, das Spurverhalten oder die Fahrgeschwindigkeit, einheitlich und systematisch gemessen werden kann. Als Nachteil wird die Tatsache betrachtet, dass das „Fahren" selbst in technisch hoch entwickelten interaktiven Fahrsimulatoren nicht ganz den realen und vertrauten Bedingungen der Teilnahme am Straßenverkehr entspricht, unter anderem wegen der nur zweidimensionalen Darstellung der Szenerie.

In einigen Studien wird vorgeschlagen, den Fahrsimulator-Test als Screening-Instrument einzusetzen und nur dann eine Fahrprobe im öffentlichen Straßenverkehr durchzuführen, wenn das Ergebnis des Simulator-Tests einerseits noch Zweifel an der Fahreignung bestehen lässt und andererseits zeigt, dass bei einer Fahrprobe keine Verkehrsgefährdung zu befürchten ist (Kotterba, Widdig, Brylak & Orth, 2005; Lee & Lee, 2005; Bédard, Parkkari, Weaver, Riendeau & Dahlquist, 2010).

Ein wesentlicher Unterschied zwischen den beiden Methoden liegt in der Art der Bewertung des Fahrverhaltens: Bei der Fahrverhaltensprobe im öffentlichen Straßenverkehr erfolgt die Beurteilung subjektiv durch einen Verkehrsexperten mit zumeist langjähriger Erfahrung in der Fahrausbildung. Diese Subjektivität der Beurteilung wird nur teilweise durch die detaillierte Protokollierung und Bewertung der zahlreichen einzelnen Fahrhandlungen kontrolliert. Damit ist die Gefahr einer Einschränkung der Auswertungs-Objektivität der Fahrprobe gegeben. Bei Fahrsimulator-Tests findet demgegenüber eine objektive Messung und Bewertung des Fahrverhaltens statt, das unter stets gleichbleibenden Bedingungen beobachtet werden kann. Hierdurch ist eine hohe Objektivität der Durchführung und Auswertung gesichert. Dieser entscheidende Vorteil kommt jedoch nur dann zum Tragen, wenn umfangreiche und allgemein gültige Normen für die verschiedenen Leistungsparameter zur Verfügung stehen. Da das besondere Augenmerk einem bei Patienten möglicherweise erhöhten Unfallrisiko gilt, ist bei der Konzeption des Fahrsimulator-Tests und der Normierung vor allem darauf zu achten, dass gesunde Personen die Aufgaben in aller Regel unfallfrei bewältigen können; falls es auch bei Gesunden zu Unfällen im Simulator-Test kommt, muss die Aufgabenschwierigkeit als zu hoch und unrealistisch betrachtet werden. Für wissenschaftliche Studien, in denen es nicht um die Beurteilung der Fahreignung im Einzelfall geht, sondern um allgemeine Effekte von Funktionsbeeinträchtigungen z. B. durch Drogen oder Medikamente, Schlafentzug, Hypoglykämie etc., gilt diese Forderung allerdings nicht.

Es gibt nur wenige Studien, die einen direkten Vergleich zwischen der Aussagekraft einer Fahrverhaltensprobe im öffentlichen Verkehr und eines Fahrsimulator-Tests ermöglichen. Auf die Studie von Lundqvist, Gerdle und Rönnberg (2000), die die Leistungen von Schlaganfallpatienten und gesunden Kontrollpersonen in einem Fahrsimulator sowie bei einer praktischen Fahrprobe untersuchten, wurde bereits oben eingegangen (Kap. 6.1.1.1). Im hier zur Diskussion stehenden Zusammenhang ist interessant, dass sich die beiden Gruppen im Simulator-Test in keiner der das Fahrverhalten direkt betreffenden Variablen signifikant unterschieden. Dagegen schnitten die Patienten bei der praktischen Fahrprobe im öffentlichen Straßenverkehr in allen Aspekten des Fahrverhaltens signifikant schlechter ab als die Kontrollpersonen. Zur Erklärung der fehlenden Sensitivität des Simulator-Tests weisen die Autoren darauf hin, dass sich die meisten Personen wegen der ungewohnten Aufgabe kompensatorisch sehr vorsichtig verhielten und dass die Fahraufgabe im Simulator im Vergleich zum Fahren im Straßenverkehr relativ einfach und wenig komplex war.

Ahlgren, Lundqvist, Nordlund, Aren und Rutberg (2003) untersuchten den Effekt einer Koronar-Arterien Bypass Operation (im Vergleich mit einer angiographischen Intervention) auf das Verhalten bei einer praktischen Fahrprobe und in einem Fahrsimulator-Test. Nur in der Fahrprobe zeigten sich Schwächen im Fahrverhalten, nicht jedoch im Simulator-Test. Auch diese Autoren vermuten, dass die mangelnde Sensitivität der Fahrsimulator-Prüfung darauf zurückgeführt werden kann, dass sich die Patienten im Simulator vorsichtiger verhielten, um die besondere Schwierigkeit, Komplexität und Ungewohntheit der Aufgabe zu kompensieren.

Marcotte et al. (2004) untersuchten die Frage, ob die Fahrsicherheit bei HIV-positiven Patienten beeinträchtigt ist, mit einem Fahrsimulator-Test und einer Fahrprobe im öffentlichen Straßenverkehr. Bei den HIV-Patienten differenzierten die Autoren zwischen Patienten, die neuropsychologische Funktionsbeeinträchtigungen zeigten (N = 11) und Patienten ohne derartige Beeinträchtigungen (N = 29) und zogen HIV-negative Personen (N = 20) als Kontrollgruppe hinzu. Bei den kognitiv beeinträchtigten Patienten ergab sich im Simulator-Test eine nur tendenziell erhöhte Anzahl von Unfällen. Bei der Fahrprobe zeigte ein signifikant höherer Anteil der kognitiv beeinträchtigten (36,4 %) als der nicht beeinträchtigten Patienten und der Kontrollpersonen (6,9 % bzw. 4,8 %) ein nicht ausreichend sicheres Fahrverhalten. Auch diese Ergebnisse sprechen nicht für eine besondere Sensitivität der Fahrsimulator-Testung im Vergleich mit der Fahrprobe.

In einer prospektiven Studie prüften Lew et al. (2005) 11 SHT-Patienten mit einem Fahrsimulator-Test sowie einer praktischen Fahrprobe. Nach knapp einem Jahr befragten sie die Angehörigen der Patienten über die Fahrsicherheit der Patienten bei Fahrten im zurückliegenden Jahreszeitraum. Die Leistung der Patienten bei der Fahrprobe korrelierte weder mit der Leistung im Simulator-Test noch mit der von den Angehörigen subjektiv eingeschätzten Fahrsicherheit. Dagegen korrelierte die Leistung im Simulator signifikant mit der Einschätzung durch die Angehörigen; die Korrelation war mit .66 allerdings eher gering. Die von den Autoren beschriebene Möglichkeit, die subjektive Einschätzung der Fahrsicherheit durch die Leistungen im Simulator vorherzusagen, mit einer Gesamt-Trefferquote von 82 %, ist in Anbetracht der niedrigen Korrelation und der geringen Anzahl von Patienten jedoch kritisch zu sehen.

Bédard, Parkkari, Weaver, Riendeau und Dahlquist (2010) fanden in einer Untersuchung zur Validität und Reliabilität eines Simulator-Tests eine Korrelation von .74 zwischen dem Fehlerscore bei einer praktischen Fahrprobe und dem Simulator-Test. Dieser Zusammenhang ist nur mäßig hoch und basiert auf den Daten von lediglich acht gesunden älteren Probanden, so dass das Ergebnis die Validität des Simulator-Tests nicht hinreichend belegt.

Eine sachlich fundierte Abwägung zwischen der Aussagekraft von Fahrverhaltensproben im öffentlichen Straßenverkehr einerseits und Prüfungen im Fahrsimulator andererseits ist beim derzeitigen Stand der Forschung schwierig. Dies liegt vor allem daran, dass bisher für keines der Verfahren einheitliche Verhältnisse hinsichtlich der Struktur der Aufgabe bestehen. Die in den einschlägigen Studien verwendeten Fahrsimulatoren unterscheiden sich erheblich hinsichtlich der technischen Entwicklung der Apparaturen und der verwendeten Software. Auch wenn in den letzten Jahren fast ausschließlich interaktive Programme mit vielfältigen Szenarien verwendet wurden, bestehen doch erhebliche Unterschiede z. B. bezüglich des verfügbaren Sehfeldes oder der Art und des Umfangs der Fahrstrecken, wobei die Art der Prüfung zum Teil durch die unterschiedlichen Studienziele bedingt ist (monotone Fahrten auf mehrspurigen Straßen, Fahrten mit ungünstigen Sichtverhältnissen, häufige unfallträchtige Situationen etc.). Hochentwickelte Fahrsimulatoren, wie z. B. der am Würzburger Institut für Verkehrswissenschaften WIVW entwickelte Simulator mit der Fahrsimulationssoftware SILAB (siehe Kaussner, Kenntner-Mabiala, Hoffmann & Jagiellowicz, 2012), stehen für klinische Einzelfalluntersuchungen noch kaum zur Verfügung.

Im Unterschied zum hohen technischen Aufwand für den Einsatz von Fahrsimulatoren ist die Organisation von praktischen Fahrverhaltensproben in Kooperation mit ortsansässigen Fahrschulen relativ einfach. Eine grundlegende Schwierigkeit liegt hier jedoch in der Ausarbeitung geeigneter Fahrstrecken im Umfeld der jeweiligen klinischen Einrichtungen. Die Fahrprobe muss repräsentativ sein, das heißt möglichst alle unterschiedlichen Anforderungen an das Fahrverhalten abdecken. Dies kann nur in einer umfangreichen Fahrprobe mit einer Fahrdauer von 60 bis 90 Minuten und einer komplexen Fahrstrecke, die Stadt-, Landstraßen- und Autobahnverkehr einschließt, erreicht werden. Die wichtigsten Aspekte für die Gestaltung, Durchführung und Bewertung einer Fahrprobe wurden von Fox, Bowden und Smith (1998) erörtert: Vor der eigentlichen Fahrprobe sollten sich die Patienten mit dem Fahrzeug vertraut machen. Die Fahrstrecke, die Fahrumgebung einschließlich der Verkehrsdichte sowie die vorgesehenen Fahrmanöver sollten standardisiert, für alle Patienten möglichst gleich sein. Die Schwierigkeit der Fahraufgabe sollte nicht zu hoch sein, im Vergleich mit den Bedingungen der praktischen Fahrprüfung zum Erwerb der Fahrerlaubnis, aber hinreichend anspruchsvoll, um eventuelle Probleme durch kognitive, perzeptive oder motorische Beeinträchtigungen sichtbar werden zu lassen; in dieser Hinsicht ist der oben empfohlene Umfang der Fahrprobe bedeutsam, da sich krankheitsbedingte Leistungsschwächen oft erst unter längerer Belastung zeigen. Die Bewertung des Fahrverhaltens sollte in standardisierter Weise vorgenommen werden, mit Protokollierung der Bewertung für die einzelnen Fahrhandlungen oder Dimensionen des Fahrverhaltens (siehe auch Niemann & Hartje, 2013). Schließlich sollte die Tatsache der unterschiedlichen Fahrkompetenz gesunder Personen auch bei der Beurteilung des Fahrverhaltens der Patienten berücksichtigt werden.

Fazit:

Im Ganzen betrachtet steht außer Frage, dass nur mit Fahrsimulatoren eine strenge, exakte Standardisierung der Fahraufgaben und eine psychometrisch-quantifizierende Erfassung des Fahrverhaltens möglich ist. Die Sensitivität von Fahrsimulator-Tests für neurologische Erkrankungen und damit verbundene kognitive Leistungsbeeinträchtigungen ist bisher im Vergleich zu praktischen Fahrproben allerdings als eher gering einzuschätzen. Die Verfügbarkeit geeigneter Fahrsimulatoren mit identischen technischen Merkmalen und identischer Simulationssoftware für die klinische Anwendung ist gegenwärtig noch extrem gering. Außerdem steht eine allgemeingültige Normierung der Leistungen im Fahrsimulator-Test, die eine sichere Beurteilung der Fahreignung von Patienten mit unterschiedlichen neurologischen Erkrankungen erlauben würde, noch aus. Insofern ist die Durchführung von Fahrverhaltensproben im öffentlichen Straßenverkehr zumindest für die nähere Zukunft weiterhin als Methode der Wahl zu betrachten.

7 Studien zur Wiederherstellung der Fahreignung

7.1 Training kognitiver und psychomotorischer Funktionen

Gleichzeitig mit den Bemühungen um eine Beurteilung der Fahreignung bei neurologischen Patienten wurden schon früh Möglichkeiten einer Wiederherstellung der Fahreignung der Patienten gesucht (Jones, Giddens & Croft, 1983; Sivak et al., 1984; Kewman et al., 1985; Klavora et al., 1995). Unter der Annahme, dass mit einer Verbesserung der beeinträchtigten psychomotorischen und kognitiven Leistungen auch eine Verbesserung oder Wiederherstellung der Fahreignung einhergehen sollte, wurden Übungen mit unterschiedlichen testähnlichen Materialien vorgenommen, anfangs in Form von Papier-und-Bleistift-Aufgaben, später mit computergestützten Aufgaben. Ziel war in erster Linie eine Verbesserung der Leistungen in den Bereichen der Aufmerksamkeit, visuellen Auffassungsschnelligkeit und Reaktionsfähigkeit, die als besonders verkehrsrelevant betrachtet wurden. Die Effektivität dieser frühen Therapieversuche ist nur schwer zu beurteilen, da sie meist mit kleinen Gruppen oder nur mit solchen Patienten durchgeführt wurden, deren Funktionsstörungen eher gering waren. Die Prüfung der Wirksamkeit der Maßnahmen erfolgte außerdem auf sehr unterschiedliche Weise.

Eine etwas neuere, randomisiert kontrollierte Studie von Mazer et al. (2003) fand bei 84 Schlaganfallpatienten keinen signifikanten positiven Effekt zweier unterschiedlicher Trainingsprozeduren, einerseits mit Aufgaben zur Verbesserung speziell der visuellen Aufmerksamkeit (Useful Field of View, UFOV) und andererseits mit konventionellen visuoperzeptiven Übungsaufgaben (Tetris, Mastermind u. a.). Eine anschließende Fahrprobe im öffentlichen Straßenverkehr wurde von 35,7 % aller trainierten Patienten bestanden, im Vergleich zu 39,5 % der Patienten einer Gruppe von 76 nicht trainierten Kontrollpatienten. Dieser Unterschied ist nicht signifikant. Gleiches gilt bei gesonderter Betrachtung der beiden unterschiedlichen Trainingsgruppen, mit 39,0 % bzw. 32,6 % bestandenen Fahrproben, im Vergleich zur Kontrollgruppe.

Zu einer entsprechenden Schlussfolgerung führte die Studie von Crotty und George (2009). Das Training mit der Dynavision Apparatur, die schnelle und sichere visuelle Suchbewegungen in einem ausgedehnten Blickfeld und schnelles Reagieren verlangt, führte bei Schlaganfallpatienten nicht zu einem signifikant häufigeren Bestehen einer Fahrverhaltensprobe als bei untrainierten Vergleichspatienten. Kritisch ist anzumerken, dass in beiden Studien vor der Behandlungsphase keine Fahrprobe vorgenommen worden war; insofern entbehrt der Vergleich zwischen den Gruppen einer soliden Basis.

Ein Training kognitiver Leistungen zur Wiederherstellung der Fahreignung ist nicht erfolgversprechend

Generell erscheint im Hinblick auf den insgesamt betrachtet nicht sehr engen (wenn auch teilweise signifikanten) korrelativen Zusammenhang zwischen den Leistungen in neuropsychologischen Tests und Merkmalen des praktischen Fahrverhaltens der Versuch, durch das Training psychomotorischer und kognitiver Leistungen eine Wiederherstellung der praktischen Fahreignung zu erreichen, kaum erfolgversprechend. Aus diesem Grund richtete sich das Interesse der klinischen Forschung in zunehmendem Maß auf die Möglichkeiten des Einsatzes von Fahrsimulatoren.

7.2 Fahrübungen im Fahrsimulator und öffentlichen Straßenverkehr

Im Vergleich mit traditionellen neuropsychologischen Übungsprozeduren weisen Fahrsimulatoren und insbesondere die inzwischen technisch ausgereiften Apparaturen eine wesentlich höhere ökologische Validität auf, bezogen auf das Außenkriterium der mit einer Fahrprobe im öffentlichen Straßenverkehr geprüften Fahreignung.

Akinwuntan et al. (2005b) verglichen bei Schlaganfallpatienten den Effekt eines insgesamt 15-stündigen Trainings in einem interaktiven Fahrsimulator (37 Patienten) mit dem Effekt ebenso umfangreicher neuropsychologischer kognitiver Übungen (36 Patienten) auf die Leistungen in drei Fahrverhaltensproben, die vor und nach dem Training sowie 6 bis 9 Monate nach dem Schlaganfall (Follow-up) durchgeführt wurden. Die erste Fahrprobe wurde nur von 8 % der anschließend fahrsimulator- und 11 % der anschließend kognitiv-trainierten Patienten bestanden. Diese überraschend geringen Proportionen der fahrgeeigneten Patienten sind möglicherweise darauf zurückzuführen, dass bei 19 % aller Patienten Gesichtsfelddefekte und bei 26 % Neglectsymptome („visual inattention“) bestanden; die Autoren gehen auf diesen Sachverhalt nicht ein. Bei der zweiten Fahrprobe nach der Behandlungsphase zeigten 43 % der simulator-, aber nur 19 % der kognitiv-trainierten Patienten und bei der dritten, von jeweils 26 Patienten absolvierten Fahrprobe 73 % bzw. 42 % ausreichende Leistungen. Diese Ergebnisse sprechen für einen wesentlich größeren Effekt des Fahrsimulator-Trainings. In einer ergänzenden späteren Analyse der Daten (Devos et al., 2009) bestätigte sich die größere Wirksamkeit des Simulatortrainings, wobei der entscheidende Effekt darin bestand, dass die erzielte Verbesserung im Fahrverhalten nach dem Simulatortraining über den Follow-up-Zeitraum erhalten blieb, nach dem kognitiven Training jedoch signifikant abnahm. Eine Follow-up-Studie 5 Jahre nach dem Schlaganfall (Devos et al., 2010) ergab allerdings, dass sich der Effekt der beiden Trainingsprozeduren weitgehend angeglichen hatte: 60 % der simulator- und 48 % der kognitiv-trainierten Patienten wurden als fahrgeeignet beurteilt.

In einer Pilot-Studie mit MS-Patienten, von denen 36 das Simulator-Trainingsprogramm absolvierten und 6 ohne Training blieben, kamen Akinwuntan et al. (2014) zu einem ähnlichen Ergebnis. Während 4 von 7 Patienten, die bei der Fahrprobe vor Trainingsbeginn versagt hatten, die Fahrprobe nach dem Training bestanden, kam es bei keinem der 6 Kontrollpatienten zu einer Änderung des Fahrprobenergebnisses. Die Effekte waren jedoch nicht signifikant, vermutlich vor allem wegen eines Deckeneffekts bei der ersten Fahrprobe, die von jeweils mehr als 80 % der Patienten beider Gruppen bestanden wurde, und der geringen Anzahl von Kontrollpatienten.

Casutt, Theill, Martin, Keller und Jäncke (2014) konnten zeigen, dass sich ein Fahrsimulator-Training bei gesunden älteren und aktiv am Straßenverkehr teilnehmenden Personen stärker positiv auf die Leistungen bei einer Fahrverhaltensprobe im öffentlichen Verkehr auswirkt als ein Training kognitiver Funktionen. Es ist allerdings fraglich, ob dieses Ergebnis auf Patienten mit hirnorganisch bedingten Funktionsstörungen und einer Beeinträchtigung der Fahreignung übertragen werden kann.

Einen Vergleich zwischen dem Effekt von Unterrichts-Fahrstunden mit Unterweisung durch einen Fahrlehrer einerseits und Übungen in einem Fahrsimulator andererseits führten Mönning, Lahr, Blattgerste und Hartje (2002) bei 21 Schlaganfallpatienten durch. Von ursprünglich 28 Patienten wurden diejenigen 21 Patienten in den Behandlungsplan aufgenommen, die bei einer ersten Fahrprobe kein ausreichend sicheres Fahrverhalten zeigten. Elf Patienten erhielten in der ersten Behandlungsphase zunächst ein einwöchiges Fahrsimulator-Training und in der zweiten Behandlungsphase fünf Fahrstunden; bei den übrigen 10 Patienten erfolgten die beiden Behandlungsphasen in umgekehrter Reihenfolge. Nach den Behandlungsphasen wurde jeweils eine Fahrverhaltensprobe durchgeführt, auf einer standardisierten Strecke, die nicht für die Unterrichts-Fahrstunden verwendet worden war. Von der ersten zur zweiten und ebenso zur dritten Fahrprobe zeigten sich signifikante Verbesserungen des Fahrverhaltens. Insgesamt 90 % der Patienten zeigten nach dem Fahrlehrerurteil bei der dritten Fahrprobe ein zumindest ausreichend sicheres Fahrverhalten. Die Art und Reihenfolge der Übungsprozeduren hatten keinen unterschiedlichen Einfluss auf die praktische Fahrleistung.

In einem Projekt des Rehabilitations-Forschungsnetzwerkes der Deutschen Rentenversicherung Rheinland (refonet) führten Küst, Jacobs und Karbe (2008b) eine randomisierte Kontrollgruppenuntersuchung mit 60 Schlaganfall- und SHT-Patienten durch. Die Experimentalgruppe (N = 30) erhielt ein dreiwöchiges praktisches Fahrtraining (insgesamt 15 Fahrstunden à 45 min) neben einem neuropsychologischen Funktionstraining. Die Patienten der Kontrollgruppe (N = 30) erhielten das neuropsychologische Training sowie eine zusätzliche Computer-Schulung. Vor und nach der Intervention wurde eine standardisierte Fahrverhaltensprobe durchgeführt und nach verschiedenen Kategorien des Fahrverhaltens auf einer Notenskala bewertet. Varianzanalysen mit den beiden Gruppen und Zeitpunkten der Fahrprobe ergaben, dass sich nur die Experimentalgruppe in einigen Kategorien des Fahrverhaltens, wie Fahrkompetenz, Einhalten der Fahrspur und Emotionale Stabilität beim Fahren, hinsichtlich der Fahrnoten signifikant verbesserte. Die Ergebnisse der Studie belegen insofern einen spezifischen Effekt des Trainings mit Fahrstunden.

In einer Übersicht über Publikationen bis 2013, die sich mit der Frage der Wiederherstellung der Fahreignung nach Schlaganfall durch unterschiedliche Maßnahmen wie Übungen zur Verbesserung psychomotorischer und kognitiver Leistungen, Fahrsimulator-Training oder realen Fahrübungen befassten, kommen George, Crotty, Gelinas und Devos (2014) allerdings zu der Schlussfolgerung, dass bisher bei Beachtung der notwendigen methodenkritischen Gesichtpunkte (randomisiert-kontrollierte Studien) kein positiver Effekt der therapeutischen Interventionen nachgewiesen wurde. Bei den vier analysierten, randomisiert-kontrollierten Studien ergab sich kein signifikanter Effekt der Intervention auf das Bestehen oder Nicht-Bestehen der als Außenkriterium verwendeten Fahrverhaltensprobe. Die Autoren fanden im übrigen keine Studien mit Fahrübungen (Fahrstunden) im öffentlichen Straßenverkehr als Interventionsmaßnahme, die den methodischen Anforderungen entsprochen hätten.

Fazit:

Die Ergebnisse der referierten Studien sprechen im Ganzen betrachtet dafür, bei solchen Patienten, an deren Fahreignung Zweifel bestehen, Versuche zur Wiederherstellung der Fahreignung zu unternehmen. Diese dürfen sich aber nicht auf das neuropsychologische Training der festgestellen kognitiven Funktionsbeeinträchtigungen beschränken. Vielmehr sollte, soweit die apparativen Voraussetzungen gegeben sind, ein Fahrsimulator-Training durchgeführt und den Patienten außerdem die Möglichkeit gegeben werden, durch fünf bis zehn Unterrichts-Fahrstunden bei einer Fahrschule ihr Fahrverhalten und ihre Fahrsicherheit zu verbessern. In der Tat wird dies den Patienten in neurologischen Rehabilitationseinrichtungen oft empfohlen.

8 Praktische Hinweise zur Untersuchung, Beurteilung und Wiederherstellung der Fahreignung

In diesem Kapitel wird die praktische Vorgehensweise bei der Untersuchung und Bewertung der Fahreignung und der Beratung über Möglichkeiten zur Wiederherstellung der Fahreignung nach Art eines Leitfadens beschrieben. Der Schwerpunkt liegt dabei auf dem neuropsychologischen Beitrag.

Die folgenden Ausführungen gelten in erster Linie für Fahrerlaubnisinhaber der Gruppe 1. Die für die Fahrerlaubnis-Gruppe 2 zu beachtenden Besonderheiten und Abweichungen des Vorgehens werden in Kapitel 8.4 dargelegt.

8.1 Prüfung der medizinischen Voraussetzungen der Fahreignung

In einem *ersten Schritt* ist abzuklären, ob bei dem Patienten zum Zeitpunkt der Fahreignungsuntersuchung Gesundheitsstörungen bestehen, die die Teilnahme am motorisierten Straßenverkehr ausschließen. Dies ist in aller erster Linie Aufgabe der behandelnden Ärzte. Neben der neurologischen Diagnostik müssen oft auch andere fachärztliche Befunde hinzugezogen werden, vor allem solche zur Feststellung des Sehvermögens. Grundsätzlich sind bei der Beurteilung die Anlagen 4, 4a und 6 der Fahrerlaubnis-Verordnung (FeV) zu beachten. Wie aus diesen Anlagen ersichtlich, hängt die Beurteilung der Fahreignung bei den meisten Erkrankungen oder Gesundheitsstörungen davon ab, ob Rezidivgefahr besteht (z. B. bei Epilepsie oder Schlaganfall), wie die Art und Schwere der Störungen einzustufen sind (z. B. bei Parkinson-Krankheit) oder ob eine Behandlung erfolgreich war (z. B. bei Herz- und Gefäßkrankheiten oder Zuckerkrankheit).

Schließen die medizinischen Befunde die Teilnahme des Patienten am motorisierten Straßenverkehr nicht grundsätzlich aus und ist eine weitergehende Prüfung der Fahreignung vorgesehen, sind eine Reihe von ärztlichen Informationen für das adäquate Vorgehen bei der neuropsychologischen Diagnostik und einer eventuellen Fahrverhaltensprobe unerlässlich. Hierzu gehören in erster Linie genaue Angaben über das Sehvermögen, da Minderungen der Sehschärfe, Doppelbilder oder Gesichtsfelddefekte (Quadranten- oder Hemianopsie, Skotome) die Bearbeitung neuropsychologischer Testaufgaben stören und zu falschen Interpretationen hinsichtlich der Leistungsfähigkeit führen können. Aphasische oder amnestische Symptome können Probleme beim Verständnis oder Behalten der Testinstruktionen mit sich bringen.

Ebenso relevant sind Informationen über das Vorliegen motorischer Funktionsbeeinträchtigungen, insbesondere nicht augenfälliger residualer Störungen. Zum einen können solche Störungen die adäquate Durchführung neuropsychologischer Tests beeinträchtigen, z. B. durch Verlangsamung motorischer Reaktionen, zum anderen können sie sich aber unter bestimmten Umständen auch nachteilig auf das praktische Fahrverhalten auswirken. So ist bei Fahrproben gelegentlich zu beobachten, dass Patienten mit an sich nur geringfügigen Paresen in schwierigen Situationen, wie z. B. an komplexen unübersichtlichen Kreuzungen, durch die Konzentration auf die Handhabung des Fahrzeugs (Schalten, Fahrtrichtungsänderung anzeigen u. a.) Probleme mit der kognitiven und visuellen Bewältigung der Verkehrssituation bekommen. Wenn residuale motorische Funktionsstörungen vorliegen, deren Auswirkung auf die Fahrzeugbeherrschung von den Patienten oft bagatellisiert wird, kann es deshalb notwendig sein, auch dann eine Fahrverhaltensprobe durchzuführen, wenn alle kognitiven Leistungen des Patienten den Mindestanforderungen genügen. Ein besonderer, wenn auch seltener Fall sind Patienten mit Sensibilitätsstörungen im linken Bein. Aufgrund der Sensibilitätsstörungen kann es bei Schaltvorgängen zu einer Verwechslung von Kupplungs- und Bremspedal kommen und dadurch zu einem unvorhersehbaren und abrupten Abbremsen des Fahrzeugs. Auf freier Strecke und bei höheren Geschwindigkeiten ist damit eine erhebliche Unfallgefahr verbunden.

Treten die beschriebenen Probleme auf, ist den Patienten dringend anzuraten, nur ein Fahrzeug mit Automatikgetriebe zu benutzen. Grundsätzlich ist die Kenntnis deutlicher Beeinträchtigungen der Motorik für die Vorbereitung einer Fahrprobe relevant, wegen der eventuell erforderlichen technischen Ausstattung oder Umrüstung des Fahrschulfahrzeugs (Automatikgetriebe, Drehknopf am Lenkrad, Umstellung der Pedalerie und anderer Bedienungshebel).

Die Klärung dieser Sachverhalte ist nur durch eine enge Kooperation zwischen Ärzten und Neuropsychologen zu gewährleisten.

8.2 Neuropsychologische Untersuchung und Bewertung der Testergebnisse

Hinsichtlich kognitiver Beeinträchtigungen ist die Schwere der Leistungsstörungen entscheidend für die Beurteilung der Fahreignung. Da bei allen Erkrankungen oder Schädigungen des Gehirns auch Störungen der kognitiven Funktionen auftreten können, hat die neuropsychologische Abklärung einen hohen Stellenwert. Wenn nicht medizinische Befunde grundsätzlich gegen die weitere Fahreignung eines Patienten sprechen, muss deshalb im *zweiten Schritt* des Vorgehens eine eingehende neuropsychologische Diagnostik durchgeführt werden; deren Notwendigkeit ergibt sich – ungeachtet der in Kapitel 6 dargelegten uneinheitlichen und insgesamt betrachtet wenig befriedigenden Befunde – aus den Ausführungen in Kapitel 2.5 der Begutachtungsleitlinien zur Kraftfahreignung (siehe Kap. 3.1).

Im Mittelpunkt der neuropsychologischen Diagnostik müssen die folgenden Funktionen oder Leistungen stehen, die nach den Begutachtungsleitlinien sowie Anhang 5 der FeV als besonders relevant für die sichere Teilnahme am motorisierten Straßenverkehr betrachtet werden:

- Sicherheit und Schnelligkeit der visuellen Wahrnehmung,
- Sicherheit und Schnelligkeit der Zielorientierung im optischen Umfeld,
- Stabilität der Konzentrationsfähigkeit und Ablenkungsresistenz,

- Reaktionsbereitschaft (Alertness),
- Aufmerksamkeitsbelastbarkeit (Daueraufmerksamkeit und Vigilanz),
- Selektive und geteilte Aufmerksamkeit bzw. Flexibilität der Aufmerksamkeit,
- Reaktionsschnelligkeit (Schnelligkeit der Entscheidung und motorischen Reaktion).

Für die Prüfung dieser Leistungen stehen verschiedene im Sinne der Begutachtungsleitlinien geeignete, das heißt objektivierbare, standardisierte und normierte Testverfahren zur Verfügung. Die nach den Begutachtungsleitlinien außerdem erforderliche Validität der Verfahren speziell in Bezug auf das Kriterium der Fahreignung und deren prädiktive Validität in Bezug auf die Verkehrssicherheit ist jedoch nach wie vor nicht wirklich zufriedenstellend (vergleiche Poschadel, Falkenstein, Pappachan, Poll & Willmes-von Hinckeldey (2009) sowie die Ausführungen in Kap. 6.1.8).

Eine allgemein anerkannte eindeutige Empfehlung bestimmter Testverfahren gibt es bisher nicht. Ebenso fehlen Vorgaben über die Anzahl der einzusetzenden Tests bzw. der zu berücksichtigenden Test-Leistungsvariablen. Im Hinblick auf die obige Auflistung ist es sinnvoll, ungefähr sieben Tests zu verwenden. Da bei diesen Tests in der Regel sowohl ein Reaktionszeit- als auch ein Fehlerscore ermittelt wird, ergeben sich dann bereits 14 Leistungswerte, die die Grundlage der Beurteilung bilden.

Den Anforderungen an die Prüfung der oben aufgelisteten Leistungsbereiche genügt z. B. die Testbatterie zur Aufmerksamkeitsprüfung TAP-Version Mobilität (Psychologische Testsysteme, Vera Fimm, Kaiserstraße 100, D-52134 Herzogenrath) mit den Untertests Ablenkbarkeit, Aktives Gesichtsfeld, Alertness, Daueraufmerksamkeit, Exekutive Kontrolle, Flexibilität, Geteilte Aufmerksamkeit, Go/NoGo und Visuelles Scanning) oder das Expertensystem Verkehr XPSV (Schuhfried GmbH, Hyrtlstraße 45, A-2340 Mödling) mit den Untertests AMT S1 1 Intelligenz, COG S1 1 Aufmerksamkeit, RT S3 Reaktionsfähigkeit, ATAVT S1 Wahrnehmungsschnelligkeit/Überblicksgewinnung/Orientierungsfähigkeit, DT S1 Belastbarkeit des Reaktionsverhaltens, Testbatterie PLUS (PP Periphere Wahrnehmung). Ebenfalls in Betracht kommt die am Wiener Kuratorium für Verkehrssicherheit entwickelte Leistungstestbatterie ART2020 (Bukasa, 1999).

Bei der immer noch bestehenden Unsicherheit über die Art und Zahl der einzusetzenden Testverfahren können auch andere Kombinationen von Tests oder Testbatterie-Untertests verwendet werden, unter der Voraussetzung, dass es sich um psychometrische, objektive, standardisierte und normierte Testverfahren handelt, die das oben angegebene Leistungsspektrum möglichst valide abdecken.

Selbstverständlich muss bei Patienten mit Aphasie, Hemiparesen oder Störungen des Sehvermögens (insbesondere Gesichtsfelddefekten) geklärt werden, ob die sprachlichen, motorischen oder visuellen Voraussetzungen für eine regelrechte Durchführung der Tests gegeben sind. Dies gilt vor allem für Testaufgaben, bei denen sprachliche Stimuli (z. B. Buchstaben oder Zahlen) verwendet werden oder die schnelle Reaktionen mit beiden Händen bzw. Füßen erfordern oder bei denen möglichst schnell auf visuelle Stimuli reagiert werden muss, die im gesamten Gesichtsfeld erscheinen können. Sind die Voraussetungen einer regelrechten Aufgabenbearbeitung nicht sicher erfüllt, sollte auf die Anwendung der betreffenden Tests verzichtet werden.

Im *dritten Schritt* des Vorgehens sind die vom Patienten erreichten Prozentrang-Normwerte zu ermitteln. Dabei ist zu beachten, dass altersunabhängige Normen verwendet werden, wie in den Begutachtungsleitlinien zur Kraftfahreignung (S. 12) ausdrücklich verlangt (siehe auch Kap. 3.2). Nötigenfalls sollten die Normwerte von Personen im mittleren Altersbereich (ca. 25 bis 50 Jahre) herangezogen werden. Wenn die Prozentrangwerte (PR) in allen Tests bzw. Leistungsvariablen der Mindestanforderung genügen (PR ≥ 16), brauchen keine Zweifel an der Fahreignung des Patienten zu bestehen. Angesichts der unbefriedigenden Sicherheit nicht nur der Vorhersage des Nicht-Bestehens, sondern auch des Bestehens einer Fahrverhaltensprobe (siehe Tabelle A1), wäre allerdings zu erwägen, ob nicht auch in solchen Fällen den Patienten die Durchführung einer Fahrprobe zu empfehlen ist. Außerdem ist der im Kapitel 8.1 gegebene Hinweis auf die mögliche Auswirkung motorischer Funktionsstörungen auf das Fahrverhalten zu beachten.

Altersunabhängige Normen verwenden!

Falls nur einzelne Leistungswerte unter einem Prozentrang von 16 liegen, sollten die entsprechenden Tests nach einem angemessenen Zeitintervall erneut durchgeführt werden. Dabei ist zunächst zu klären, ob die momentane Leistungsfähigkeit des Patienten z. B. infolge eines Infektes oder einer besonderen psychischen Belastung eingeschränkt ist. Grundsätzlich muss spätestens bei der Nachuntersuchung sichergestellt werden, dass der Patient die Testinstruktion und die konkrete Anforderung der Aufgabe zweifelsfrei verstanden hat. Ein erschwertes Verständnis der Aufgabenstellung ist oft die Folge einer mangelnden Vertrautheit mit psychodiagnostischen Testverfahren. Außerdem überschreiten die Testinstruktionen nicht selten die normale, durchschnittliche Merkfähigkeit oder die Auffassungsfähigkeit sprachlich weniger versierter Personen. Zeigen sich bei der Nachuntersuchung keine Leistungsmängel, braucht – unter Berücksichtigung der im vorigen Abschnitt genannten einschränkenden Hinweise – die Fahreignung nicht weiter infrage gestellt zu werden.

Die in den Begutachtungsleitlinien vorgesehene Möglichkeit, dass einzelne Leistungsschwächen durch gute Leistungen in anderen Tests ausgeglichen werden können oder dass durch ergänzende Untersuchungsverfahren oder die Verhaltensbeobachtung ein Kompensationspotential deutlich wird, welches eine Mängelkumulation ausschließen kann, sollte mit Vorsicht betrachtet werden. Es liegen keinerlei gesicherte Erkenntnisse vor, welche Untersuchungsverfahren sich für den Nachweis derartiger kompensatorischer Effekte eignen. Treten bei der psychodiagnostischen Untersuchung mehrere stabile Leistungsmängel in Erscheinung, sollte vielmehr im *vierten Schritt* dem Patienten die Möglichkeit zu einer praktischen Fahrverhaltensprobe im öffentlichen Straßenverkehr gegeben werden. Dies entspricht nicht nur den Empfehlungen der Begutachtungsleitlinien zur Kraftfahreignung, sondern ergibt sich vor allem aus den insgesamt unbefriedigenden Ergebnissen der in Kapitel 6 dargestellten Studien zur Vorhersage der Fahreignung anhand psychodiagnostischer Testergebnisse.

8.3 Organisation, Durchführung und Bewertung der Fahrverhaltensprobe

Die Organisation und Durchführung der Fahrverhaltensproben sollte in Kooperation mit einer Fahrschule und einem langjährig berufserfahrenen Fahrlehrer erfolgen, der bereit ist, im Auftrag der neurologischen Rehabilitationsklinik oder Praxis Testfahrten mit Patienten durchzuführen. Es ist ratsam, den Fahrlehrer schon bei der Erstellung der Fahrstrecke mitwirken zu lassen, um eine Fahrstrecke mit möglichst repräsentativen Anteilen unterschiedlicher Verkehrsbedingungen und Schwierigkeitsgrade zu erhalten (dichter Stadtverkehr, Landstraßen mit mehreren, auch engen Ortsdurchfahrten, Autobahn mit einigen Auf- und Abfahrten oder Autobahnkreuz). Die Fahrdauer sollte möglichst 90 Minuten betragen, um die Auswirkungen eines eventuellen Nachlassens der Belastbarkeit und Aufmerksamkeit auf das Fahrverhalten feststellen zu können.

Mit dem Ziel einer zuverlässigen und objektiven Beobachtung des Fahrverhaltens sollte während der Fahrt eine detaillierte Protokollierung der einzelnen Fahrhandlungen vorgenommen werden, z. B. nach den von Hannen, Hartje und Skreczek (1998) beschriebenen Aspekten:

- Blinken zum rechtzeitigen Anzeigen eines beabsichtigten Fahrtrichtungswechsels,
- Sichern beim Wechsel der Fahrspur, an Kreuzungen und Einmündungen oder bei Hindernissen,
- Spurverhalten beim Einordnen oder Ein- und Ausfädeln,
- Spurhalten im Sinne des gleichmäßigen Einhaltens der Fahrspur,
- Verhalten beim Einfädeln in den fließenden Verkehr,
- Geschwindigkeitsanpassung an die Verkehrssituation,
- Beachten von Geschwindigkeitsbegrenzungen,
- Abstand halten,
- Orientierung nach Wegweisern,
- Ampeln beachten,
- Anhalten an Gefahrenstellen,
- Gegenverkehr beachten,
- Radfahrwege und Radfahrer beachten.

Besondere Auffälligkeiten des Fahrverhaltens, insbesondere solche, die zu Eingriffen durch den Fahrlehrer in Gefahrensituationen führen, werden im Protokoll zusätzlich notiert. Ähnliche Angaben zur Struktur und Protokollierung von Fahrproben finden sich bei Kroll et al. (2003), Burgard (2005), Sommer et al. (2010) sowie Niemann und Hartje (2013).

Unmittelbar nach dem Abschluss der Fahrprobe bewertet der Fahrlehrer zunächst die verschiedenen Aspekte des Fahrverhaltens mit den Noten 1 (sehr gut) bis 6 (ungenügend). Anschließend wird das gesamte Fahrverhalten global benotet. Bei der Bewertung mit den Noten 1 bis 4 gilt die Fahrprobe als bestanden, bei den Noten 5 und 6 als nicht-bestanden. Die Bewertung durch den Fahrlehrer muss sich an den normalen Standardanforderungen für ein sicheres Fahrverhalten orientieren, ohne Berücksichtigung der Tatsache, dass es sich um einen Patienten handelt.

Zur Erhöhung der Objektivität der Beurteilung sollte ein mit der Untersuchung und Beurteilung der Fahreignung vertrauter Neuropsychologe die Testfahrt begleiten und das Fahrverhalten nach den gleichen Regeln wie der Fahrlehrer protokollieren und bewerten. Am Ende der Fahrprobe können abweichende Protokoll-Einträge oder Bewertungen besprochen werden. Den Ausschlag über die globale Bewertung der Fahrprobe als bestanden oder nicht-bestanden sollte danach aber das Urteil des Fahrlehrers geben. Insbesondere bei nicht bestandener Fahrprobe ist es ratsam, die Probleme und Fehler des Fahrverhaltens direkt nach dem Ende der Fahrprobe mit dem Patienten zu besprechen.

Fahrlehrer und Neuropsychologe müssen mit der Fahrstrecke vollkommen vertraut und in der Protokollierung des Fahrverhaltens während der Fahrt geschult sein. Dies erfordert mehrere Übungsfahrten, z. B. mit unterschiedlichen Mitarbeitern der Klinik als „Probanden".

Nicht standardisierte Fahrproben sollten nur in besonderen Ausnahmefällen vorgenommen werden. Falls ein Patient versichert, dass er grundsätzlich keine Fahrten auf der Autobahn unternimmt, kann der Autobahn-Anteil der Standardstrecke umgangen und durch andere Wegabschnitte ersetzt werden. Gelegentlich versichern Patienten, die in abgelegenen, von größeren Städten weiter entfernten Wohngegenden leben, dass sie das Auto ausschließlich zu kürzeren Fahrten in nahe gelegene Ortschaften oder Kleinstädte verwenden, z. B. für Arzt- und Apothekenbesuche oder die üblichen Einkäufe, und keine Fahrten in entfernte, unvertraute Regionen unternehmen. In solchen Fällen kann die Fahrverhaltensprobe in die angegebene Umgebung verlegt werden, wobei die Fahrdauer einer standardisierten Fahrprobe aber nicht wesentlich unterschritten werden soll. Um unter den zuletzt genannten Bedingungen eine ausreichend zuverlässige Beurteilung des Fahrverhaltens zu gewährleisten, sollte die Fahrprobe möglichst von dem für die Standardfahrproben geschulten Fahrlehrer und dem zuständigen Neuropsychologen im Bereich des Patientenwohnorts durchgeführt und beurteilt werden. Ist dies wegen einer zu großen Entfernung zwischen Klinik und Wohnort nicht möglich, kann in der Umgebung der Klinik eine Fahrstrecke ausgearbeitet werden, die den Gegebenheiten am Wohnort des Patienten möglichst nahe kommt. Notfalls kann der Patient auf eine Fahrschule an seinem Wohnort verwiesen werden; in diesem Fall müssen dem Patienten hinreichend ausführliche und eindeutige schriftliche Informationen zur Aushändigung an den Fahrlehrer gegeben werden, aus denen die Regeln für die Gestaltung der Fahrverhaltensprobe, deren Dokumentation und Beurteilung hervorgehen. Ausführliche Hinweise hierzu findet man über die Homepage der Gesellschaft für Neuropsychologie GNP (Fachinformationen, Inf. für Neuropsychologen, Materialien aus den Arbeitskreisen, AK Fahreignung). In vielen Fällen sollte es allerdings möglich sein, mit einer relativ wohnortnahen neurologischen Rehabilitationsklinik zu kooperieren, an der regelmäßig Untersuchungen der Fahreignung mit Fahrverhaltensproben durchgeführt werden.

Bei allen hier angesprochenen Ausnahmen muss der Patient im Falle des Bestehens der Fahrprobe ausdrücklich darauf hingewiesen werden, dass die Bejahung seiner Fahreignung nur unter den eingeschränkten Bedingungen gilt („Auflagen" nach der Terminologie der FeV und Begutachtungsleitlinien) und dass er für Fahrten, die hiervon abweichen, selbst die volle rechtliche Verantwortung trägt. Auf Möglichkeiten und Grenzen solcher Auflagen wird unten ausführlicher eingegangen.

8.4 Besonderheiten für Berufskraftfahrer der Fahrerlaubnis-Gruppe 2

Für die in der neurologischen Klinik und Rehabilitation eher selten erforderliche Beurteilung der Fahreignung von Berufskraftfahrern (Lastkraftwagen und Personenbeförderung) sind hinsichtlich der medizinischen und neuropsychologischen Anforderungen einige besondere Regelungen zu beachten, die den erhöhten Belastungen dieser Personengruppe Rechnung tragen sollen. Hinsichtlich der medizinischen Aspekte oder Krankheitsbilder sind diese Regelungen in den Anlagen 4 und 6 der Fahrerlaubnis-Verordnung und in den Begutachtungsleitlinien zur Kraftfahreignung aufgeführt. Für die neuropsychologische Untersuchung werden keine speziellen Testverfahren angegeben, die Mindestanforderungen sind jedoch erhöht (mindestens Prozentrang 33 in der Mehrzahl der eingesetzten Tests, ausnahmslos mindestens Prozentrang 16 in den relevanten Testverfahren; siehe Begutachtungsleitlinien, Kap. 2.5, S. 13). Wenn an der Rehabilitationsklinik durch Kooperation mit einer Fahrschule die Möglichkeit besteht, eine Fahrverhaltensprobe mit einem Lastkraftwagen oder Bus durchzuführen, sollte für die Fahrprobe die gesetzlich zulässige Lenkzeit von 4,5 Stunden genutzt werden, um die Belastbarkeit der Patienten zu beurteilen. Anderenfalls können die Patienten an behördlich zugelassene Untersuchungsstellen verwiesen werden.

8.5 Aufklärung und Beratung der Patienten

Häufig wird die Untersuchung der Fahreignung auf eine entsprechende Anfrage des Patienten vorgenommen; in diesen Fällen erfolgt die Aufklärung und Beratung des Patienten nach Abschluss der Untersuchungen. Stellt sich die Frage der Fahreignung dagegen aufgrund medizinischer oder neuropsychologischer Befunde, die Anlass zu Zweifeln an der weiteren Fahreignung eines Patienten geben, muss der Patient zunächst über diese Tatsache aufgeklärt und hinsichtlich der Notwendigkeit und der Möglichkeiten einer Fahreignungsuntersuchung informiert und beraten werden. Dabei ist es sinnvoll, den Patienten auf drei unterschiedliche Möglichkeiten der Fahreignungsbeurteilung hinzuweisen: Die Abklärung kann entweder im klinischen Rahmen erfolgen, oder der Patient kann sich in seinem eigenen, privaten Auftrag einer Fahreignungsuntersuchung und -beurteilung durch eine der behördlich zugelassenen Untersuchungsstellen unterziehen. In beiden Fällen wird das Ergebnis vertraulich behandelt, das heißt nur dem Patienten mitgeteilt. Schließlich besteht auch die Möglichkeit, dass sich der Patient wegen seiner Erkrankung und der Frage der weiteren Fahreignung direkt bei der Straßenverkehrsbehörde meldet, die dann von Amts wegen eine Prüfung der Fahreignung veranlassen kann. Die Behörde kann in diesem Fall nötigenfalls die Fahrerlaubnis entziehen. Rechtlich sind Patienten in Deutschland aber nicht zur Selbstanzeige verpflichtet.

Der Patient ist ausdrücklich darauf hinzuweisen, dass er sich in jedem Fall, also auch bei einer Untersuchung im Rahmen der Klinik, an das Ergebnis der Beurteilung halten muss. Im *fünften Schritt* muss die Beurteilung in Form eines Gutachtens dokumentiert und dem Patienten schriftlich ausgehändigt und mündlich erläutert werden. Dies wird im Hinblick auf mögliche spätere Rückfragen (z. B. von der Straßenverkehrsbehörde, Gerichten oder Versicherungen im Zusammenhang mit einem Unfallereignis) ausdrücklich empfohlen. Zwei Beispiele für derartige Gutachten finden sich in Kapitel 9.

Die im Gutachten gezogenen Schlussfolgerungen müssen zu einer eindeutigen positiven, bejahenden oder negativen, verneinenden Aussage über die Fahreignung kommen. Daneben besteht die Möglichkeit der Annahme einer „bedingten Fahreignung", die mit „Auflagen" oder „Beschränkungen" verbunden ist (siehe Begutachtungsleitlinien zur Kraftfahreignung, Kap. 2.1). Bei der Fahreignungsbeurteilung neurologischer Patienten ist insbesondere an die Auflage zu Nachuntersuchungen zu denken oder an die schon genannte Auflage, das Fahrzeug nur in einem begrenzten Umkreis um den Wohnort herum zu benutzen. Eine häufige Beschränkung ist die Vorschrift zur Umrüstung des Fahrzeugs z. B. bei Patienten mit Paresen oder die Beschränkung auf ein Fahrzeug mit Automatikgetriebe.

Auflagen und Beschränkungen sollen Eignungsmängel ausgleichen (siehe z. B. Küst, Jacobs & Karbe, 2008a). Es ist jedoch bisher kaum empirisch belegt, unter welchen Bedingungen eine solche Kompensation tatsächlich erreicht wird (Küst & Dettmers, 2014). So erscheint es insbesondere fraglich, ob die Eingrenzung des Fahrens auf einen engeren Umkreis oder die Einschränkung auf eine bestimmte Höchstgeschwindigkeit zielführend ist: Auch im näheren Umfeld des Wohnorts des Patienten kann es zu ungewohnten schwierigen Verkehrssituationen etwa durch Baustellen oder Umleitungen kommen, und eine Schwäche der Reaktionssicherheit oder der visuellen Informationsverarbeitung kann im Orts- oder Stadtverkehr auch bei relativ geringen Geschwindigkeiten zu folgenschweren Fehlern im Fahrverhalten führen. Die Zweckmäßigkeit und Durchführbarkeit der Maßnahmen muss deshalb im Einzelfall besonders kritisch betrachtet werden.

Der Patient sollte die erfolgte Aufklärung und den Erhalt des Gutachtens wenn möglich durch seine Unterschrift bestätigen. Dies dient zur rechtlichen Absicherung des begutachtenden Arztes und/oder Neuropsychologen für den Fall, dass sich der Patient später nicht an die Aufklärung und die ihm gegebenen Anweisungen hält.

8.6 Fahrübungen zur Wiederherstellung der Fahreignung

Die in der neuropsychologischen Rehabilitation durchgeführten Therapien zielen häufig auch auf solche Leistungen ab, die als wesentliche Voraussetzung für die Fähigkeit zur sicheren Teilnahme am motorisierten Straßenverkehr gelten, wie Aufmerksamkeit, Konzentrations- und Reaktionsfähigkeit, visuelle Orientierung und dergleichen. In der Regel gehen diese Maßnahmen den Untersuchungen zur Fahreignung und insbesondere der Fahrverhaltensprobe voraus. Die Therapien führen zwar oft zu Leistungsverbesserungen in den behandelten Funktionsbereichen, ihr Effekt auf die konkrete, praktische Fahreignung sollte jedoch nicht zu hoch eingeschätzt werden (siehe Kap. 7). Patienten, die die Fahrprobe nicht bestanden haben, sollten deshalb auf die Möglichkeit hingewiesen werden, ihr Fahrverhalten und ihre Fahrsicherheit durch fünf bis zehn praktische Fahrstunden bei einer Fahrschule eventuell zu verbessern.

Die Übungsfahrten dürfen selbstverständlich nicht auf der Strecke der standardisierten Fahrprobe stattfinden und sollten auch nicht vom selben Fahrlehrer durchgeführt werden, der die Leistungen bei der Fahrverhaltensprobe zu beurteilen hat. Um die Effektivität der Fahrübungen zu erhöhen, können und sollten jedoch die bei der nicht bestandenen Fahrprobe hervorgetretenen Probleme für die Unterweisungen bei den Fahrübungen zur Verfügung gestellt werden. Falls ein geeigneter, technisch ausreichend hoch entwickelter Fahrsimulator verfügbar ist, kann dieser zusätzlich für spezielle Übungen eingesetzt werden, wie z. B. die adäquate schnelle visuelle Orientierung in Kreuzungsbereichen oder die Vermeidung von Unfällen in besonders kritischen, schwer vorhersehbaren Verkehrssituationen.

Der Erfolg der Übungsfahrten muss danach in einer erneuten Fahrprobe der oben beschriebenen Art nachgewiesen werden, die nicht von der mit den Fahrübungen betrauten Fahrschule vorzunehmen ist.

8.7 Finanzierung von Fahrverhaltensproben und Übungsfahrten

Die Finanzierung der von Fahrschulen durchgeführten Fahrverhaltensproben und eventuellen Übungsfahrten wird derzeit in aller Regel nicht von den Kostenträgern im Gesundheitswesen übernommen. Da die Mobilität mit dem eigenen Personenkraftwagen für viele neurologische Patienten jedoch ein wichtiges Rehabilitationsziel ist, werden von nicht wenigen Einrichtungen die Kosten für die Beurteilung der Fahreignung einschließlich der Fahrverhaltensprobe übernommen. Ein Rechtsanspruch besteht allerdings nicht. Wenn für Patienten das Autofahren aus beruflichen Gründen notwendig ist, um zum Arbeitsplatz zu kommen, oder zur Ausübung der Berufstätigkeit gehört (z. B. im Kundendienst), übernehmen z. B. die Deutschen Rentenversicherungen die Kosten. Grundlage für eine weitergehende finanzielle Unterstützung im Zusammenhang mit der beruflichen Rehabilitation ist die Kraftfahrzeughilfe-Verordnung (KfzHV); danach werden Leistungen zur Beschaffung eines Kraftfahrzeugs, für eine behinderungsbedingte Zusatzausstattung und zur Erlangung einer Fahrerlaubnis gewährt. Die Leistungen können als Zuschuss oder als Darlehen gewährt werden; deren Höhe ist abhängig vom Einkommen des Betroffenen. Dabei ist zu beachten, dass die Kostenübernahme vorher beantragt und gegebenenfalls ein Kostenvoranschlag eingereicht wird. Eine nachträgliche Beantragung und Erstattung ist nicht möglich.

Hinweise auf Fördermöglichkeiten, z. B. für behindertengerechte Fahrzeugumrüstungen, finden sich in der Kraftfahrzeughilfe-Verordnung

9 Fallbeispiele

Die beiden im Folgenden dargestellten Fallbeispiele können zwar als grobe Muster für die Gutachtenerstellung dienen, sie sind jedoch keineswegs repräsentativ für die in der Praxis vorkommenden Fälle. Die Begutachtung muss stets und in erster Linie die Besonderheiten des individuellen Patienten berücksichtigen. Einheitlich sollte in allen Fällen die Darstellung der bei den Testuntersuchungen erzielten Leistungen sein, mit Angabe von Prozentrangwerten gemäß der nicht-alterskorrigierten (altersunabhängigen) Testnormen. Ob die Präsentation der Untersuchungsverfahren und Leistungswerte im fließenden Text erfolgt oder in Tabellenform, spielt keine wesentliche Rolle; bei Angabe der Leistungs-Rohwerte und Prozentrangwerte ist die Tabellenform etwas übersichtlicher.

9.1 Fallbeispiel 1

Neuropsychologisches Gutachten zur Frage der Fahreignung

Patient: A. B.

Geburtsdatum: 15. 05. 1930

Datum der Fahrprobe: 10. 07. 2014

Diagnosen: Multiple rechtshemisphärische Infarkte; beinbetonte Hemiparese links; zerebelläres venöses Angiom (Zufallsbefund).

Klinischer Befund

Herr A. B. wurde am 11. 05. 2014 notärztlich in der Neurologischen Klinik X. aufgenommen, bei neuaufgetretener Gangunsicherheit und zunehmender Schwäche des linken Armes. Im Aufnahme-CT wurden demarkierte rechtshemisphärische Infarkte wahrscheinlich mikroangiopathischer Genese festgestellt. In einem Verlaufs-MRT zeigte sich außerdem als Zufallsbefund ein zerebelläres venöses Angiom. Vom 21. 05. bis zum 18. 06. 2014 befand sich Herr A. B. zur stationären neurologischen Rehabilitation im Neurologischen Rehabilitationszentrum Y. Daran schloss sich vom 19. 06. bis zum 17. 07. 2014 eine teilstationäre Rehabilitation im Ambulanten Therapie-Zentrum Z. an.

Nach dem Aufnahmebefund der Rehabilitationsklinik war die Sehschärfe mit Brillen-Korrektur regelrecht, das Gesichtsfeld bei fingerperimetrischer Prüfung uneingeschränkt und die Okulomotorik frei. Es bestand keine Diplopie und kein Nystagmus. Da keinerlei Hinweise auf eine Beeinträchtigung des Sehvermögens bestanden, wurde keine augenärztliche Untersuchung veranlasst. Das Gangbild war durch eine Schwäche des linken Beines auffällig. Bei der Physio- und Ergotherapie zeigte sich eine im linken Bein reduzierte Kraftausdauer sowie eine geringgradige Ataxie. Diese Schwächen wurden auch im Abschlussbefund festgestellt.

Untersuchung der Fahreignung

Da Herr A. B. die Absicht äußerte, trotz der senso-motorischen Leistungsschwächen weiterhin am motorisierten Straßenverkehr teilzunehmen, wurde im Rahmen der neuropsychologischen Diagnostik eine Prüfung der Fahreignung des Patienten durchgeführt. Hierzu wurde zunächst überprüft, inwieweit die Mindestanforderungen an die psychische Leistungsfähigkeit gemäß der Begutachtungsleitlinien zur Kraftfahreignung (Stand 2014) erfüllt werden.

Psychometrische Leistungsprüfung

Untersucht wurden, den Vorgaben der Begutachtungsleitlinien zur Kraftfahreignung und der Anlage 5 zur Fahrerlaubnis-Verordnung (FeV) entsprechend, die Leistungen in den Bereichen der Reaktionsfähigkeit, selektiven Aufmerksamkeit, geteilten Aufmerksamkeit, kognitiven Flexibilität und visuellen Exploration. Dabei kamen aus der computergestützten Testbatterie zur Aufmerksamkeitsprüfung-Mobilität Version 1.3 (TAP-M) die Untertests Alertness (AL), Go/NoGo (GNG, Bedingung 1), Geteilte Aufmerksamkeit (GA, Bedingung 3), Flexibilität (FL, Bedingung: Buchstaben und Zahlen abwechselnd) und Visuelles Scanning (VS) sowie zusätzlich als Papier-und-Bleistift-Verfahren der Trail Making Test (TMT, Teil A und B) zum Einsatz. Die Untersuchung führte zu den nachfolgend aufgeführten Ergebnissen. Die angegebenen Prozentrangwerte (PR) entsprechen den nicht-alterskorrigierten Testnormen.

Reaktionsfähigkeit: Die mittlere Reaktionszeit auf einfache visuelle Reize (×) in der Bildschirmmitte (AL) war durchschnittlich (PR 34), mit einer knapp durchschnittlichen Schwankungsbreite der einzelnen Reaktionen (PR 16).

Selektive Aufmerksamkeit: Die Aufgabe zur selektiven Aufmerksamkeit (GNG) erfordert Reaktionen auf ein Kreuz (×), das in unregelmäßigen Abständen in der Bildschirmmitte erscheint, während auf ein Pluszeichen (+) nicht reagiert werden darf. Die mittlere Reaktionszeit entsprach einer Leistung im unteren Durchschnittsbereich (PR 27). Die Anzahl der Fehlreaktionen war durchschnittlich (PR 66).

Geteilte Aufmerksamkeit: Bei der Aufgabe zur geteilten Aufmerksamkeit (GA) muss gleichzeitig auf auditive und visuelle Signale reagiert werden. Die auditiven Signale bestehen aus hohen und tiefen Tönen, und immer dann, wenn zwei gleiche Töne unmittelbar aufeinander folgend zu hören sind, muss reagiert werden. Bei den visuellen Signalen erscheinen in einer quadratischen 4 × 4 Punkte-Matrix mehrere kleine Kreuze, die kontinuierlich in der Matrix ihre Position wechseln. Wenn vier dieser Kreuze ein kleines Quadrat bilden, muss reagiert werden. Die Anzahl der Auslasser war sehr gering (PR 79), ebenso die Zahl der Fehlreaktionen (PR 69). Die mittlere Reaktionszeit für auditive Signale lag im unteren Durchschnittsbereich (PR 21), die Reaktionszeit für visuelle Signale war knapp durchschnittlich (PR 16).

Flexibilität: Bei dieser Aufgabe (FL) erscheinen als Reaktions-Stimuli simultan rechts und links auf dem Bildschirm ein Buchstabe und eine Zahl in zufällig wechselnder seitlicher Anordnung. Für die Reaktion stehen eine linke und eine rechte Taste zur Verfügung. Richtiges Reagieren verlangt eine regelmäßig zwischen Buchstabe und Zahl alternierende Reaktion, wobei jeweils die Taste auf der Seite gedrückt werden muss, auf welcher der gerade relevante Stimulus am Bildschirm erscheint. Herr A. B. reagierte verlangsamt (PR 10). Dabei unterliefen ihm nur wenige Fehlreaktionen (PR 54). Beim flexiblen Alternieren, wie es mit dem Trail Making Test Teil B erfasst wird, müssen auf einem Arbeitsblatt räumlich zufällig angeordnete Zahlen und Buchstaben in aufsteigender Reihenfolge abwechselnd möglichst schnell durch einen Linienzug verbunden werden. Die Leistung des Patienten lag bei dieser Aufgabe im unteren Grenzbereich der Norm (PR 14–16).

Visuelle Exploration: Die Aufgabe zum visuellen Suchen (VS) erfordert das Durchsuchen einer Matrix aus Quadraten, bei denen jeweils eine Seite offen ist. Der Proband muss entscheiden, ob in der Matrix ein Quadrat mit der Öffnung nach oben (kritischer Zielreiz) enthalten ist oder nicht. Die mittlere Suchzeit für Durchgänge ohne kritischen Reiz war unterdurchschnittlich (PR 5), während die Anzahl der Auslasser noch im Durchschnittsbereich lag (PR 24). Zusätzlich wurde die Fähigkeit der visuellen Exploration mit dem Trail Making Test Teil A untersucht. Dabei müssen auf einem Arbeitsblatt räumlich zufällig angeordnete Zahlen möglichst schnell in aufsteigender Reihenfolge miteinander durch einen Linienzug verbunden werden. Herr A. B. erzielte ein noch durchschnittliches Ergebnis (PR 21–24).

Nach den Vorgaben der Begutachtungsleitlinien zur Kraftfahreignung wird als Mindestleistung ein Prozentrang von 16 angegeben. Dieser Grenzwert wurde von Herrn A. B. bei nur 2 der insgesamt 14 Leistungsvariablen unterschritten, und zwar in den Bereichen der Schnelligkeit unter Anforderungen an die Flexibilität und der Schnelligkeit der visuellen Suche oder Orientierung.

Im Hinblick auf diese (wenn auch geringen) kognitiven Schwächen und die im physio- und ergotherapeutischen Befund festgestellten senso-motorischen Schwächen wurde dem Patienten die Durchführung einer Fahrverhaltensprobe empfohlen. Zu diesem Zweck stellte sich Herr A. B. am 28.07.2014 in der Rehabilitationsklinik ambulant vor.

Herr A. B. ist seit 1956 im Besitz einer Fahrerlaubnis für Personenkraftwagen; das Dokument wurde vorgelegt. Er gab an, dass er bisher alle Verkehrsanforderungen, z. B. Fahrten durch Großstädte und auf Autobahnen, problemlos bewältigt habe. In seinem Wohnort benutze er allerdings vorwiegend das Fahrrad. Gelegentlich fahre er nach Berlin und Umgebung. Pro Jahr lege er etwa 3 000 km zurück.

Fahrverhaltensprobe

Die Fahrprobe fand unter Aufsicht eines Fahrlehrers und in Begleitung eines Neuropsychologen statt und führte auf einer standardisierten Strecke über Landstraße und Autobahn von der Rehabilitationsklinik in den Innenstadtbereich der Großstadt X. Die Fahrt dauerte bei einer Fahrstrecke von etwa 60 km ca. 75 Minuten. Überprüft wurden Fahrzeughandhabung, Spurhalten, Sichern und Verkehrsbeachtung in Kreuzungsbereichen, beim Abbiegen und beim Spurwechsel,

Beachten von Geschwindigkeitsbegrenzungen bzw. Anpassen der Geschwindigkeit an die Verkehrssituation, Abstandhalten und Beachten von Verkehrsschildern. Die Fahrverhaltensprobe fand auf ausdrücklichen Wunsch des Patienten in einem Fahrschulfahrzeug mit Schaltgetriebe statt.

Ergebnis der Fahrverhaltensprobe: Der Patient hatte erhebliche Probleme mit der Fahrzeughandhabung, insbesondere mit den Schaltvorgängen. Betroffen war hiervon die Bedienung der Kupplung und des Gaspedals. Durch abrupte Betätigung der Kupplung wurde der Motor wiederholt abgewürgt. Zudem wurde beim Anfahren zu viel Gas gegeben. Das Anfahren musste deshalb vom Fahrlehrer mehrmals unterstützt werden. Zusätzlich kam es zur falschen Gangwahl (z. B. Einlegen des 2. Ganges bei einer Geschwindigkeit von ca. 70 km/h). Insbesondere bei Schaltvorgängen gelang das Spurhalten nicht mehr sicher genug. Allerdings war das Spurhalten auch unabhängig von den Schaltvorgängen sehr unsicher. Der Patient geriet wiederholt auf die Gegenspur bei Landstraßen oder auf die linke Spur der Autobahn. Zudem wäre er ohne Eingriffe des Fahrlehrers mehrmals rechts von der Fahrbahn abgekommen. Bei komplizierten Verkehrsführungen (Autobahnabfahrt mit mehreren Richtungsspuren und anschließender Auffahrt auf eine mehrspurige Bundesstraße) fiel Herrn A. B. die Orientierung mithilfe der Hinweisschilder schwer. Schließlich kam es durch den Fahrlehrer zu einer Notbremsung, als der Patient zunächst bei einer Ampel, die von Gelb auf Rot schaltete, abbremste, dann aber den Fuß wieder von der Bremse nahm. Die Fahrgeschwindigkeit war häufig unangepasst: In manchen Situationen fuhr Herr A. B., gemessen an seinen Fähigkeiten, zu schnell, andererseits fuhr er auf freien Abschnitten der Landstraße und Autobahn teilweise sehr langsam. Insgesamt kam es zu mehr als 13 Eingriffen durch den Fahrlehrer. Drei Situationen waren unfallträchtig.

Das Fahrverhalten des Patienten wurde vom Fahrlehrer und dem begleitenden Neuropsychologen übereinstimmend insgesamt mit der Note „mangelhaft bis ungenügend" bewertet.

Die geschilderten Schwierigkeiten sind nicht mit Sicherheit allein auf die motorischen Einschränkungen des linken Beins zurückzuführen (auch wenn speziell die Bedienung der Kupplung davon betroffen gewesen sein mag). Am ehesten ist anzunehmen, dass die senso-motorischen Schwächen in Verbindung mit einer Verlangsamung der visuellen Orientierung und Einschränkung der kognitiven Flexibilität unter Zeitdruck zu einer Kumulation von Leistungsmängeln führt, die sich erst unter den komplexen Anforderungen des motorisierten Straßenverkehrs deutlich zeigt.

Gesamtbeurteilung

Obwohl Herr A. B. bei der psychometrischen Prüfung die Mindestanforderungen an die psychische Leistungsfähigkeit in der überwiegenden Mehrzahl der Testvariablen erfüllte, ist er nach dem Ergebnis der Fahrverhaltensprobe derzeit nicht in der Lage, ausreichend sicher am motorisierten Straßenverkehr teilzunehmen.

Aufklärung des Patienten

Die Ergebnisse der neuropsychologischen Untersuchung und der Fahrverhaltensprobe wurden mit Herrn A. B. eingehend besprochen. Darüber hinaus wurde er über die gesetzlichen Bestimmungen im Zusammenhang mit Fragen der Fahreignung nach Krankheiten umfassend informiert.

Der Patient wurde außerdem auf die prinzipielle, wenn auch im Hinblick auf das Ergebnis der Fahrverhaltensprobe wenig erfolgversprechende Möglichkeit hingewiesen, sein Fahrverhalten durch mehrere Fahrstunden mit einer Fahrschule zu verbessern. Dabei sollte das Spurhalten im Vordergrund stehen, ebenso wie die Orientierung an Hinweisschildern, das Anpassen der Geschwindigkeit an die Verkehrssituationen und das Beachten von Vorfahrtsregeln bei gleichrangigen Straßen. Im Hinblick auf ein Fortbestehen der senso-motorischen Schwächen wurde die Benutzung eines Fahrzeugs mit Automatikgetriebe empfohlen.

Herr A. B. wurde ausdrücklich darauf hingewiesen, dass die Fahreignung im Anschluss an die Fahrübungen erneut durch eine standardisierte Fahrprobe überprüft werden muss.

9.2 Fallbeispiel 2

Neuropsychologisches Gutachten zur Frage der Fahreignung

Patient: C. D.

Geburtsdatum: 03. 11. 1959

Datum der Fahrprobe: 24. 10. 2014

Diagnosen: Territorialinfarkt im Posteriorstromgebiet links; homonyme Hemianopsie nach rechts.

Klinischer Befund

Am 16. 09. 2014 erlitt Herr C. D. einen ischämischen Territorialinfarkt im Posteriorstromgebiet links. Vom 02. 10. bis zum 04. 11. 2014 befand sich der Patient zur stationären Rehabilitation im Neurologischen Rehabilitationszentrum X. Bei der Aufnahme berichtete der Patient über ein Anecken oder Übersehen von Gegenständen und Personen auf der rechten Seite sowie ein erschwertes Lesen. Im orthoptischen Untersuchungsbericht wurde eine komplette homonyme Hemianopsie nach rechts mit makularer Aussparung beschrieben. Das binokulare Blickfeld zeigte nahezu regelrechte Außengrenzen. Die Sehschärfe erwies sich bei beiden Augen als regelrecht (im Nahbereich mit Brillen-Korrektur). Es bestanden weder Doppelbilder noch Nystagmus. Die Augenmotilität war intakt. Bei einer zusätzlich veranlassten augenärztlichen Untersuchung wurde die Hemianopsie bestätigt; darüber hinausgehende Einschränkungen des Sehvermögens wurden nicht festgestellt. Die klinische Untersuchung ergab keine Hinweise auf motorische oder sensible Beeinträchtigungen oder auf das Vorliegen eines Neglects oder einer Aphasie.

Untersuchung der Fahreignung

Im Hinblick auf den Gesichtsfelddefekt und möglicherweise bestehende kognitive, psychische Leistungsbeeinträchtigungen infolge des Infarkts wurde im Rahmen der neuropsychologischen Diagnostik eine Prüfung der Fahreignung des Patienten durchgeführt. Hierzu wurde zunächst überprüft, inwieweit die Mindestanforderungen an die psychische Leistungsfähigkeit gemäß der Begutachtungsleitlinien zur Kraftfahreignung (Stand 2014) erfüllt werden.

Psychometrische Leistungsprüfung

Untersucht wurden, den Vorgaben der Begutachtungsleitlinien zur Kraftfahreignung und der Anlage 5 zur Fahrerlaubnis-Verordnung (FeV) entsprechend, die Leistungen in den Bereichen der Reaktionsfähigkeit, selektiven Aufmerksamkeit, geteilten Aufmerksamkeit, kognitiven Flexibilität und visuellen Exploration. Dabei kamen aus der computergestützten Testbatterie zur Aufmerksamkeitsprüfung-Mobilität Version 1.3 (TAP-M) die Untertests Alertness (AL), Go/NoGo (GNG, Bedingung 1), Geteilte Aufmerksamkeit (GA, Bedingung 3), Flexibilität (FL, Bedingung: Buchstaben und Zahlen abwechselnd) und Visuelles Scanning (VS) sowie zusätzlich als Papier-und-Bleistift-Verfahren der Trail Making Test (TMT, Teil A und B) zum Einsatz. Die unterschiedlichen Aufgabenstellungen werden nachfolgend kurz charakterisiert; die zugehörigen Leistungsparameter finden sich in der tabellarischen Darstellung der Untersuchungsergebnisse.

Reaktionsfähigkeit: Bei dieser Aufgabe (AL) muss möglichst schnell auf einfache in der Bildschirmmitte dargebotene visuelle Stimuli (×) reagiert werden.

Selektive Aufmerksamkeit: Die Aufgabe (GNG) verlangt Reaktionen auf ein Kreuz (×), das in unregelmäßigen Abständen in der Bildschirmmitte erscheint, während auf ein Pluszeichen (+) nicht reagiert werden darf.

Geteilte Aufmerksamkeit: Bei dieser Aufgabe (GA) muss gleichzeitig auf auditive und visuelle Signale reagiert werden. Die auditiven Signale bestehen aus hohen und tiefen Tönen; wenn unmittelbar aufeinander folgend zwei gleiche Töne zu hören sind, muss reagiert werden. Bei den visuellen Signalen erscheinen in einer quadratischen 4 × 4 Punkte-Matrix mehrere kleine Kreuze, die kontinuierlich in der Matrix ihre Position wechseln. Wenn vier dieser Kreuze ein kleines Quadrat bilden, muss reagiert werden.

Flexibilität: Bei dieser Aufgabe (FL) erscheinen als Reaktions-Stimuli simultan rechts und links auf dem Bildschirm ein Buchstabe und eine Zahl in zufällig wechselnder seitlicher Anordnung. Für die Reaktion stehen eine linke und eine rechte Taste zur Verfügung. Richtiges Reagieren verlangt eine regelmäßig zwischen Buchstabe und Zahl alternierende Reaktion, wobei jeweils die Taste auf der Seite gedrückt werden muss, auf welcher der gerade relevante Stimulus am Bildschirm erscheint. Beim Trail Making Test Teil B müssen auf einem Arbeitsblatt räumlich zufällig angeordnete Zahlen und Buchstaben in aufsteigender Reihenfolge abwechselnd möglichst schnell durch einen Linienzug verbunden werden.

Visuelle Exploration: Diese visuelle Suchaufgabe (VS) erfordert das Durchsuchen einer Matrix aus Quadraten, bei denen jeweils eine Seite offen ist. Der Proband muss entscheiden, ob in der Matrix ein Quadrat mit der Öffnung nach oben (kritischer Zielreiz) enthalten ist oder nicht. Beim Trail Making Test Teil A müssen auf einem Arbeitsblatt räumlich zufällig angeordnete Zahlen möglichst schnell in aufsteigender Reihenfolge miteinander durch einen Linienzug verbunden werden.

Die Untersuchung führte zu den nachfolgend tabellarisch aufgeführten Ergebnissen. Die angegebenen Prozentrangwerte (PR) entsprechen den nicht-alterskorrigierten Testnormen.

Testverfahren und Leistungsparameter	Rohwert	Prozentrang
TAP-M 1.3		
Reaktionsfähigkeit (AL)		
Reaktionszeit (Md; ms)	255	27
Schwankungsbreite (SD; ms)	24	73
Selektive Aufmerksamkeit (GNG)		
Reaktionszeit (Md; ms)	462	21
Fehlreaktionen (n)	1	62
Geteilte Aufmerksamkeit (GA)		
Reaktionszeit, auditiv (Md; ms)	536	58
Reaktionszeit, visuell (Md; ms)	860	46
Fehlreaktionen, gesamt (n)	1	69
Auslasser, gesamt (n)	2	50
Flexibilität (FL)		
Reaktionszeit (Md; ms)	723	54
Fehlreaktionen (n)	3	54
Visuelles Scanning (VS)		
Reaktionszeit, nicht-kritische Reize (Md; ms)	7148	8
Auslasser (n)	5	54
Trail Making Test		
Visuelle Exploration (Teil A)		
Bearbeitungszeit (sec)	42	21–24
Flexibilität (Teil B)		
Bearbeitungszeit (sec)	80	31–34

Anmerkung: Md = Median, SD = Standardabweichung, ms = Millisekunden, n = Anzahl.

Nach den Vorgaben der Begutachtungsleitlinien zur Kraftfahreignung wird als Mindestleistung ein Prozentrang von 16 angegeben. Dieser Grenzwert wurde von Herrn C. D. bei nur einer der insgesamt 14 Leistungsvariablen unterschritten: in der Reaktionszeit beim Untertest VS der TAP-M. Die Bedeutung dieser einzelnen Minderleistung wird jedoch im Hinblick auf die noch durchschnittliche Schnelligkeit der visuellen Exploration im Trail Making Test Teil A eingeschränkt, so dass im Ganzen betrachtet bei Herrn C. D. von einer unbeeinträchtigten psychischen Leistungsfähigkeit ausgegangen werden kann.

Da in der augenärztlichen Untersuchung eine komplette homonyme Hemianopsie nach rechts (mit makularer Aussparung) festgestellt wurde, sind jedoch die Anforderungen an das Sehvermögen (FeV, Anlage 6) nicht erfüllt. Andererseits ergab die orthoptische Prüfung des binokularen Blickfeldes nahezu regelrechte Außengrenzen, was für eine gute Kompensation des Gesichtsfelddefekts spricht. In Übereinstimmung mit der Fahrerlaubnis-Verordnung (Anlage 6, Punkt 1.3) wurde deshalb mit dem Patienten eine Fahrverhaltensprobe durchgeführt.

Herr C. D. berichtete, dass er seit 1978 im Besitz einer Fahrerlaubnis für Personenkraftwagen sei. Bisher habe er alle Verkehrsanforderungen, z. B. Fahrten durch Großstädte und auf Autobahnen, problemlos bewältigt. Pro Jahr lege er durchschnittlich 25 000 km zurück.

Fahrverhaltensprobe

Die Fahrprobe fand unter Aufsicht eines Fahrlehrers und in Begleitung eines Neuropsychologen statt und führte auf einer standardisierten Strecke über Landstraße und Autobahn vom Rehabilitationszentrum in die nahe gelegene Großstadt X. Aufgrund von Bauarbeiten musste eine Abweichung von der Standardfahrstrecke vorgenommen werden, so dass der Innenstadtbereich verkürzt wurde. Die Fahrt dauerte bei einer Fahrstrecke von etwa 55 km ca. 65 Minuten. Überprüft wurden Fahrzeughandhabung, Spurhalten, Sichern und Verkehrsbeachtung in Kreuzungsbereichen, beim Abbiegen und beim Spurwechsel, Beachten von Geschwindigkeitsbegrenzungen bzw. Anpassen der Geschwindigkeit an die Verkehrssituation, Abstandhalten und Beachten von Verkehrsschildern. Die Fahrverhaltensprobe fand auf einem Fahrschulfahrzeug mit Schaltgetriebe statt.

Ergebnis der Fahrverhaltensprobe: Das Fahrverhalten von Herrn C. D. wurde vom Fahrlehrer und dem begleitenden Neuropsychologen übereinstimmend insgesamt mit der Note „gut" bewertet. Der Patient zeichnete sich durch einen äußerst routinierten, zügigen und umsichtigen Fahrstil aus, der den Verkehrsbedingungen jederzeit angemessen war. Die Verkehrsbeobachtung sowohl in Kreuzungsbereichen als auch beim Spurwechsel sowie das Halten der Spur gelangen sicher und ohne Unterschiede zwischen der linken und rechten Hälfte des Außenraums bzw. der Fahrbahnseite. Während der Fahrt kam es weder zu unfallträchtigen Situationen noch zu Eingriffen vonseiten des Fahrlehrers.

Das Ergebnis der Fahrverhaltensprobe steht im Einklang mit den weitestgehend unauffälligen Ergebnissen der psychometrischen Prüfung der psychischen Leistungsfähigkeit. Aufgrund der erfolgreichen, sicher absolvierten Fahrverhaltensprobe ist davon auszugehen, dass der bestehende Gesichtsfelddefekt durch Blickbewegungen gut kompensiert wird und sich nicht ungünstig auf das Fahrverhalten auswirkt.

Gesamtbeurteilung

Aufgrund des einwandfreien, sicheren Fahrverhaltens bei der Fahrprobe und unter Berücksichtigung der insgesamt unauffälligen Ergebnisse der psychometrischen Leistungsprüfung bestehen keine Bedenken, dass Herr C. D. weiterhin in der Lage ist, sicher am motorisierten Straßenverkehr teilzunehmen.

Wegen des Gesichtsfelddefekts gilt dies nach den Vorgaben der Fahrerlaubnis-Verordnung jedoch nur für das Führen von Kraftfahrzeugen der Gruppe 1 (Fahrzeugklassen A, A1, A2, B, BE, AM, L, T, also vor allem Motorräder und Personenkraftwagen).

Aufklärung des Patienten

Die Ergebnisse der neuropsychologischen Untersuchung und der Fahrverhaltensprobe wurden mit Herrn C. D. eingehend besprochen. Darüber hinaus wurde er über die gesetzlichen Bestimmungen im Zusammenhang mit Fragen der Fahreignung nach Krankheiten und insbesondere beim Vorliegen von Gesichtsfelddefekten umfassend informiert.

10 Weiterführende Literatur

Gräcmann, N. & Albrecht, M. (2014). *Begutachtungsleitlinien zur Kraftfahreignung* (gültig ab 01. Mai 2014). Bergisch Gladbach: Bundesanstalt für Straßenwesen.

Poschadel, S., Falkenstein, M., Pappachan, P., Poll, E. & Willmes von Hinckeldey, K. (2009). *Testverfahren zur psychometrischen Leistungsprüfung der Fahreignung*. Berichte der Bundesanstalt für Straßenwesen, Mensch und Sicherheit, Heft M 203. Bremerhaven: Wirtschaftsverlag NW.

11 Literatur

Ahlgren, E., Lundqvist, A., Nordlund, A., Aren, C. & Rutberg, H. (2003). Neurocognitive impairment and driving performance after coronary artery bypass surgery. *European Journal of Cardio-thoracic Surgery, 23,* 334–340. http://doi.org/10.1016/s1010-7940(02)00807-2

Akinwuntan, A. E., Devos, H., Baker, K., Phillips, K., Kumar, V., Smith, S. & Williams, M. J. (2014). Improvement of driving skills in persons with relapsing-remitting multiple sclerosis: a pilot study. *Archives of Physical Medicine and Rehabilitation, 95,* 531–537.

Akinwuntan, A. E., Devos, H., Feys, H., Verheyden, G., Baten, G., Kiekens, C. & De Weerdt, W. (2007). Confirmation of the accuracy of a short battery to predict fitness-to-drive of stroke survivors without severe deficits. *Journal of Rehabilitation Medicine, 39,* 698–702.

Akinwuntan, A. E., Devos, H., Stepleman, L., Casillas, R., Rahn, R., Smith, S. & Williams, M. J. (2013). Predictors of driving in individuals with relapsing-remitting multiple sclerosis. *Multiple Sclerosis Journal, 19,* 344–350. http://doi.org/10.1177/1352458512451944

Akinwuntan, A. E., De Weerdt, W., Feys, H., Baten, G., Arno, P. & Kiekens, C. (2005a). The validity of a road test after stroke. *Archives of Physical Medicine and Rehabilitation, 86,* 421–426.

Akinwuntan, A. E., De Weerdt, W., Feys, H., Pauwels, J., Baten, G., Arno, P. & Kiekens, C. (2005b). Effect of simulator training on driving after stroke: A randomized controlled trial. *Neurology, 65,* 843–850.

Akinwuntan, A. E., Feys, H., De Weerdt, W., Baten, G., Arno, P. & Kiekens, C. (2006). Prediction of driving after stroke: A prospective study. *Neurorehabilitation and Neural Repair, 20,* 417–423. http://doi.org/10.1177/1545968306287157

Akinwuntan, A. E., O'Connor, C., McGonegal, E., Turchi, K., Smith, S., Williams, M. & Wachtel, J. (2012). Prediction of driving ability in people with relapsing-remitting multiple sclerosis using the Stroke Driver Screening Assessment. *International Journal of MS Care, 14,* 65–70.

Alexandersen, A., Dalen, K. & Bronnick, K. (2009). Prediction of driving ability after inconclusive neuropsychological investigation. *Brain Injury, 23,* 313–321. http://doi.org/10.1080/02699050902788428

Amick, M. M., Grace, J. & Ott, B. R. (2007). Visual and cognitive predictors of driving safety in parkinson's disease patients. *Archives of Clinical Neuropsychology, 22,* 957–967. http://doi.org/10.1016/j.acn.2007.07.004

Anderson, S. W., Rizzo, R., Skaar, N., Stierman, L., Cavaco, S., Dawson, J. & Damasio, H. (2007). Amnesia and driving. *Journal of Clinical and Experimental Neuropsychology, 29,* 1–12. http://doi.org/10.1080/13803390590954182

Bédard, M., Gagnon, S., Gélinas, I., Marshall, S., Naglie, G. et al. (2013). Failure to predict on-road results. *Canadian Family Physician, 59,* 727.

Bédard, M., Parkkari, M., Weaver, B., Riendeau, J. & Dahlquist, M. (2010). Assessment of driving performance using a simulator protocol: validity and reproducibility. *American Journal of Occupational Therapy, 64,* 336–340. http://doi.org/10.5014/ajot.64.2.336

Bowers, A. R., Mandel, A. J., Goldstein, R. B. & Peli, E. (2009). Driving with Hemianopia, I: detection performance in a driving simulator. *Investigative Ophthalmology & Visual Science, 50,* 5137–5147. http://doi.org/10.1167/iovs.09-3799

Bronstad, P. M., Bowers, A. R., Albu, A., Goldstein, R. & Peli, E. (2013). Driving with central visual field loss I: Impact of central scotoma on response to hazards. *JAMA Ophthalmology, 131,* 303–309. http://doi.org/10.1001/jamaophthalmol.2013.1443

Brunnauer, A., Buschert, V. & Laux, G. (2014). Demenz und Autofahren. *Nervenarzt, 85,* 811–815. http://doi.org/10.1007/s00115-013-3992-4

Bukasa, B. (1999). ART2020 – Das neue Multimedia-Testgerät für die Fahreignungsbegutachtung. In F. Meyer-Gramcko (Hrsg.), *Verkehrspsychologie auf neuen Wegen: Herausforderungen von Strasse, Wasser, Luft und Schiene* (I, S. 381–401). Bonn: Deutscher Psychologen Verlag.

Burgard, E. (2005). *Fahrkompetenz im Alter. Die Aussagekraft diagnostischer Instrumente bei Senioren und neurologischen Patienten.* Unveröffentlichte Dissertation, LMU München.

Carr, D. B., Barco, P. P., Wallendorf, M. J., Snellgrove, C. A. & Ott, B. R. (2011). Predicting road test performance in drivers with dementia. *Journal of the American Geriatric Society, 59,* 2112–2117. http://doi.org/10.1111/j.1532-5415.2011.03657.x

Casutt, G., Theill, N., Martin, M., Keller, M. & Jäncke, L. (2014). The drive-wise project: driving simulator training increases real driving performance in healthy older drivers. *Frontiers in Aging Neuroscience, 6,* 1–14. http://doi.org/10.3389/fnagi.2014.00085

Classen, S., Witter, D. P., Lanford, D. N., Okun, M. S., Rodriguez, R. L., Romrell, J., Malaty, I. & Fernandez, H. H. (2011). Usefulness of screening tools for predicting driving performance in people with Parkinson's disease. *American Journal of Occupational Therapy, 65,* 579–588.

Coeckelbergh, T. R., Brouwer, W. H., Cornelissen, F. W. & Kooijman, A. C. (2004). Predicting practical fitness to drive in drivers with visual field defects caused by ocular pathology. *Human Factors, 46,* 748–760. http://doi.org/10.1518/hfes.46.4.748.56818

CONSOL Report Driver Licensing Legislation (2013). Concerns & Solutions. Road Safety in the Ageing Societies. Driver Licensing Legislation. CONSOL, Work Package 5.1, Final Report, September 2013. Retrieved from http://www.consolproject.eu/attachments/article/16/CONSOL%20Report_WP5.1_final.pdf

Crizzle, A. M., Classen, S., Lanford, D., Malaty, I. A., Okun, M. S., Wagle Shukla, A. & McFarland, N. R. (2013). Driving performance and behaviors: A comparison of gender differences in Parkinson's disease. *Traffic Injury Prevention, 14,* 340–345. http://doi.org/10.1080/15389588.2012.717730

Crotty, M. & George, S. (2009). Retraining visual processing skills to improve driving ability after stroke. *Archives of Physical Medicine and Rehabilitation, 90,* 2096–2102. http://doi.org/10.1016/j.apmr.2009.08.143

Dawson, J. & Thornton, H. (2003). Can patients with unilateral neglect following stroke drive electrically powered wheelchairs? *British Journal of Occupational Therapy, 66,* 496–504.

Devos, H., Akinwuntan, A. E., Nieuwboer, A., Ringoot, I., Van Berghen, K., Tant, M., Kiekens, C. & De Weerdt, W. (2010). Effect of simulator training on fitness-to-drive after stroke: a 5-year follow-up of a randomized controlled trial. *Neurorehabilitation and Neural Repair, 24,* 843–850.

Devos, H., Akinwuntan, A. E., Nieuwboer, A., Tant, M., Truijen, S., De Wit, L., Kiekens, C. & De Weerdt, W. (2009). Comparison of the effect of two driving retraining programs on on-road performance after stroke. *Neurorehabilitation and Neural Repair, 23,* 699–705. http://doi.org/10.1177/1545968309334208

Devos, H., Akinwuntan, A. E., Nieuwboer, A., Truijen, S., Tant, M. & DeWeerdt, W. (2011). Screening for fitness to drive after stroke. A systematic review and meta-analysis. *Neurology, 76,* 747– 756. http://doi.org/10.1212/WNL.0b013e31820d6300

Devos, H., Vandenberghe, W., Nieuwboer, A., Tant, M., Baten, G. & De Weerdt, W. (2007). Predictors of fitness to drive in people with Parkinson disease. *Neurology, 69,* 1434–1441. http://doi.org/10.1212/01.wnl.0000277640.58685.fc

Devos, H., Vandenberghe, W., Nieuwboer, A., Tant, M., De Weerdt, W., Dawson, J. D. & Uc, E. Y. (2013a). Validation of a screening battery to predict driving fitness in people with Parkinson's disease. *Movement Disorders, 28,* 671–674.

Devos, H., Vandenberghe, W., Tant, M., Akinwuntan, A. E., De Weerdt, W., Nieuwboer, A. & Uc, E. Y. (2013b). Driving and off-road impairments underlying failure on road testing in Parkinson's disease. *Movement Disorders, 28,* 1949–1956.

Dobbs, A. R. (2013). Accuracy of the DriveABLE cognitive assessment to determine cognitive fitness to drive. *Canadian Family Physician, 59,* e156-e161.

Dobbs, B. M. & Schopflocher, D. (2010). The introduction of a new screening tool for the identification of cognitively impaired medically at-risk drivers: the SIMARD A Modification of the DemTect. *Journal of Primary Care & Community Health, 1,* 119–127.

Donges, E. (1982). Aspekte der aktiven Sicherheit bei der Führung von Personenkraftwagen. *Automobil-Industrie, 27,* 183–190.

Duchek, J. M., Carr, D. B., Hunt, L., Roe, C. M., Xiong, C., Shah, K. & Morris, J. C. (2003). Longitudinal driving performance in early-stage dementia of the Alzheimer type. *Journal of the American Geriatric Society, 51,* 1342–1347. http://doi.org/10.1046/j.1532-5415.2003.51481.x

Duquette, J., McKinley, P., Mazer, B., Gélinas, I., Vanier, M., Benoit, D. & Gresset, J. (2010). Impact of partial administration of the Cognitive Behavioral Driver's Inventory on concurrent validity for people with brain injury. *American Journal of Occupational Therapy, 64,* 279–287.

Elgin, J., McGwin, G., Wood, J. M., Vaphiades, M. S., Braswell, R. A., DeCarlo, D. K., Kline, L. B. & Owsley, C. (2010). Evaluation of on-road driving in persons with hemianopia and quadrantanopia. *American Journal of Occupational Therapy, 64,* 268–278. http://doi.org/10.5014/ajot.64.2.268

Engum, E. S., Lambert, E. W. & Bracy, O. L. (1990). *Manual for the Cognitive Behavioral Driver's Inventory.* Indianapolis: Psychological Software Services.

Fastenmeier, W. (2015). Die Rolle der Psychologischen Fahrverhaltensbeobachtung im Beurteilungsprozess der Fahreignung von Senioren. *Zeitschrift für Verkehrssicherheit, 61,* 97–105.

Formisano, R., Bivona, U., Brunelli, S., Giustini, M., Longo, E. & Taggi, F. (2005). A preliminary investigation of road traffic accident rate after severe brain injury. *Brain Injury, 19,* 159–163. http://doi.org/10.1080/02699050400017163

Fox, G. K., Bowden, S. C., Bashford, G. M. & Smith, D. S. (1997). Alzheimer's disease and driving: prediction and assessment of driving performance. *Journal of the American Geriatric Society, 45,* 949–953. http://doi.org/10.1111/j.1532-5415.1997.tb02965.x

Fox, G. K., Bowden, S. C. & Smith, D. S. (1998). On-road assessment of driving competence after brain impairment: review of current practice and recommendations for a standardized examination. *Archives of Physical Medicine and Rehabilitation, 79,* 1288–1296. http://doi.org/10.1016/S0003-9993(98)90277-5

Fries, W., Netz, J., Bötzel, K., Steinhoff, B., Hartje, W. & Lachenmayr, B. (2005). Leitlinie zur Beurteilung der Fahreignung bei neurologischen Erkrankungen. *Aktuelle Neurologie, 32,* 342–350. http://doi.org/10.1055/s-2005-866913

George, S., Crotty, M., Gelinas, I. & Devos, H. (2014). *Rehabilitation for improving automobile driving after stroke.* Cochrane Database of Systematic Reviews 2014, Issue 2. Art. No.: CD008357. http://doi.org/10.1002/14651858.CD008357.pub2

Geppert, K. (2002). Rechtliche Überlegungen zur Fahreignung bei neurologischen und neuropsychologischen Erkrankungen. In D. Dölling & V. Erb (Hrsg.), *Festschrift für Karl Heinz Gössel zum 70. Geburtstag* (S. 303–316). Heidelberg: C. F. Müller.

Gifford, R. (2013). Flawed conclusion. *Canadian Family Physician, 59,* 726–727.

Grace, J., Amick, M. M., D'Abreu, A., Festa, E. K., Heindel, W. C. & Ott, B. R. (2005). Neuropsychological deficits associated with driving performance in Parkinson's and Alzheimer's disease. *Journal of the International Neuropsychological Society, 11,* 766–775. http://doi.org/10.1017/S1355617705050848

Gräcmann, N. & Albrecht, M. (2014). *Begutachtungsleitlinien zur Kraftfahreignung* (gültig ab 01. Mai 2014). Bergisch Gladbach: Bundesanstalt für Straßenwesen.

Groeger, J. A. (2000). *Understanding Driving. Applying cognitive psychology to a complex everyday task.* Hove: Psychology Press.

Hannen, P., Hartje, W. & Skreczek, W. (1998). Beurteilung der Fahreignung nach Hirnschädigung. *Nervenarzt, 69,* 864–872. http://doi.org/10.1007/s001150050355

Hartje, W., Willmes, K., Pach, R., Hannen, P. & Weber, E. (1991). Driving ability of aphasic and non-aphasic brain-damaged patients. *Neuropsychological Rehabilitation, 3,* 161–174. http://doi.org/10.1080/09602019108520162

Haselkorn, J. K., Mueller, B. A. & Rivara, F. A. (1998). Characteristics of drivers and driving record after traumatic and nontraumatic brain injury. *Archives of Physical Medicine and Rehabilitation, 79,* 738–742. http://doi.org/10.1016/S0003-9993(98)90349-5

Heikkilä, V.-M., Turkka, J., Korpelainen, J., Kallanranta, T. & Summala, H. (1998). Decreased driving ability in people with Parkinson's disease. *Journal of Neurology, Neurosurgery and Psychiatry, 64,* 325–330. http://doi.org/10.1136/jnnp.64.3.325

Hoggarth, P. A., Innes, C. R., Dalrymple-Alford, J. C. & Jones, R. D. (2013). Predicting on-road assessment pass and fail outcomes in older drivers with cognitive impairment using a battery of computerized sensory-motor and cognitive tests. *Journal of the American Geriatrics Society, 61,* 2192–2198.

Homann, C. N., Suppan, K., Homann, B., Crevenna, R., Ivanic, G. & Ruzicka, E. (2003). Driving in Parkinson's disease – a health hazard? *Journal of Neurology, 250,* 1439–1446.

Hoyos, C. G. (1991). Welchen Nutzen haben Modelle des Verkehrsverhaltens? In A. S. Cohen & R. Hirsig (Hrsg.), *Fortschritte der Verkehrspsychologie '90* (S. 175–186). Köln: Verlag TÜV Rheinland.

Hunt, L., Morris, J. C., Edwards, D. & Wilson, B. S. (1993). Driving performance in persons with mild senile dementia of the Alzheimer type. *Journal of the American Geriatric Society, 41,* 747–752. http://doi.org/10.1111/j.1532-5415.1993.tb07465.x

Innes, C. R. H., Jones, R. D., Dalrymple-Alford, J. C., Hayes, S., Hollobon, S., Severinsen, J. et al. (2007). Sensory-motor and cognitive tests predict driving ability of persons with brain disorders. *Journal of the Neurological Sciences, 260,* 188–198. http://doi.org/10.1016/j.jns.2007.04.052

Innes, C. R. H., Lee, D., Chen, C., Ponder-Sutton, A. M., Melzer, T. R. & Jones, R. D. (2011). Do complex models increase prediction of complex behaviours? Predicting driving ability in people with brain disorders. *Quarterly Journal of Experimental Psychology, 64,* 1714–1725.

Iverson, D. J., Gronseth, G. S., Reger, M. A., Classen, S., Dubinsky, R. M. & Rizzo, M. (2010). Practice parameter update: evaluation and management of driving risk in dementia. Report of the Quality Standards Subcommittee of the American Acadamy of Neurology. *Neurology, 74,* 1316–1324.

Jehkonen, M., Saunamäki, T., Alzamora, A.-K., Laihosalo, M. & Kuikka, P. (2012). Driving ability in stroke patients with residual visual inattention: A case study. *Neurocase, 18,* 160–166. http://doi.org/10.1080/13554794.2011.568504

Jones, R. D., Giddens, H. & Croft, D. (1983). Assessment and training of brain-damaged drivers. *American Journal of Occupational Therapy, 37,* 754–760. http://doi.org/10.5014/ajot.37.11.754

Kalbe, E., Kessler, J., Calabrese, P., Smith, R., Passmore, A. P., Brand, M., & Bullock, R. (2004). DemTect: A new, sensitive cognitive screening test to support the diagnosis of mild cognitive impairment and early dementia. *International Journal of Geriatric Psychiatry, 19,* 136–143.

Kasneci, E., Sippel, K., Aehling, K., Heister, M., Rosenstiel, W., Schiefer, U. & Papageorgiou, E. (2014). Driving with binocular visual field loss? A study on a supervised on-road parcours with simultaneous eye and head tracking. *PloS ONE, 9,* e87470, 1–13. http://doi.org/10.1371/journal.pone.0087470

Katz, R. T., Golden, R. S., Butter, J., Tepper, D., Rothke, S., Holmes, J. & Sahgal, V. (1990). Driving safety after brain damage: follow-up of twenty-two patients with matched controls. *Archives of Physical Medicine and Rehabilitation, 71,* 133–137.

Kaussner, Y., Kenntner-Mabiala, R., Hoffmann, S. & Jagiellowicz, M. (2012). *Der Einfluss verschiedener Blutalkoholkonzentrationen auf die Fahrleistung im Würzburger Fahrsimulator. Eine Referenzstudie zur Beurteilung der klinischen Relevanz von Medikamentenwirkungen auf die Fahrleistung* (Studienbericht). Würzburg: Würzburger Institut für Verkehrswissenschaften (WIVW).

Kaussner, Y., Kenntner-Mabiala, R., Hoffmann, S., Klatt, J., Tracik, F. & Krüger, H.-P. (2010). Effects of oxcarbazepine and carbamazepine on driving ability: a double blind, randomized crossover trial with healthy volunteers. *Psychopharmacology, 210,* 53–63. http://doi.org/10.1007/s00213-010-1814-y

Kaussner, Y. & Krüger, H.-P. (2009). Drugs, driving and traffic safety in Parkinson's disease. In J. C. Ferster, Pandi-Perumal, S. R., Ramaekers, J. G. & de Gier, J. J. (Eds.), *Drugs, Driving and Traffic Safety* (pp. 331–346). Basel: Birkhäuser.

Kewman, D. G., Seigerman, C., Kintner, H., Chu, S., Henson, D. & Reeder, C. (1985). Simulation training of psychomotor skill: teaching the brain-injured to drive. *Rehabilitation Psychology, 30,* 11–27.

Klavora, P., Gaskovski, P., Heslegrave, R. J., Quinn, R. P. & Young, M. (1995). Rehabilitation of visual skills using the Dynavision: a single case experimental study. *Canadian Journal of Occupational Therapy, 62,* 37–43. http://doi.org/10.1177/000841749506200107

Klavora, P., Gaskovski, P., Martin, K., Forsyth, R. D., Heslegrave, R. J., Young, M. & Quinn, R. P. (1995). The effects of dynavision rehabilitation on behind-the-wheel driving ability and selected psychomotor abilities of persons after stroke. *American Journal of Occupational Therapy, 49,* 534–542.

Klavora, P., Heslegrave, R. J. & Young, M. (2000). Driving skills in elderly persons with stroke: comparison of two new assessment options. *Archives of Physical Medicine and Rehabilitation, 81,* 701–705. http://doi.org/10.1016/S0003-9993(00)90096-0

Korner-Bitensky, N. A., Mazer, B. L., Sofer, S., Gelina, I., Meyer, B., Morrison, C., Roelke, M. A. & White, M. (2000). Visual testing for readiness to drive after stroke: A multicenter study. *American Journal of Physical Medicine and Rehabilitation, 79,* 253–259. http://doi.org/10.1097/00002060-200005000-00007

Korteling, J. E. & Kaptein, N. A. (1996). Neuropsychological driving fitness tests for brain-damaged subjects. *Archives of Physical Medicine and Rehabilitation, 77,* 138–146. http://doi.org/10.1016/S0003-9993(96)90158-6

Kotterba, S., Widdig, W., Brylak, S. & Orth, M. (2005). Driving after cerebral ischemia – a driving simulator investigation. *Wiener Medizinische Wochenschrift, 155,* 348–353. http://doi.org/10.1007/s10354-005-0191-3

Kroll, G., Kaiser, A., Krone, M., Mönning, M., Griese, H., Macek, C. & Hartje, W. (2003). Die praktische Fahrprobe im mittleren und höheren Lebensalter. *Zeitschrift für Neuropsychologie, 14,* 81–87. http://doi.org/10.1024//1016-264X.14.2.81

Küst, J. & Dettmers, C. (2014). Fahreignung bei Multipler Sklerose. *Nervenarzt, 85,* 829–834. http://doi.org/10.1007/s00115-014-4009-7

Küst, J., Jacobs, U. & Karbe, H. (2008a). Fahreignung nach neurologischen Erkrankungen: Eine quantitative Analyse. *Neurologie & Rehabilitation, 14,* 293–298.

Küst, J., Jacobs, U. & Karbe, H. (2008b). Fahreignung nach neurologischen Erkrankungen: Fahrverhalten und Therapie. Abschlussbericht, Projektnummer 05010. refonet Rehabilitations-Forschungsnetzwerk der Deutschen Rentenversicherung Rheinland.

Laux, G. & Widder, B. (2014). Fahreignung bei psychischen und neurologischen Erkrankungen. *Nervenarzt, 85,* 803–804. http://doi.org/10.1007/s00115-013-3991-5
Lee, H.C. & Lee, A.H. (2005). Identifying older drivers at risk of traffic violations by using a driving simulator: a 3-year longitudinal study. *American Journal of Occupational Therapy, 59,* 97–100. http://doi.org/10.5014/ajot.59.1.97
Lew, H.L., Poole, J.H., Lee, E.H., Jaffe, D.L., Huang, H.-C. & Brodd, E. (2005). Predictive validity of driving-simulator assessments following traumatic brain injury: a preliminary study. *Brain Injury, 19,* 177–188. http://doi.org/10.1080/02699050400017171
Lincoln, N.B., Radford, K.A., Lee, E. & Reay, A.C. (2006). The assessment of fitness to drive in people with dementia. *International Journal of Geriatric Psychiatry, 21,* 1044–1051. http://doi.org/10.1002/gps.1604
Lincoln, N.B., Taylor, J.L., Vella, K., Bouman, W.P. & Radford, K.A. (2010). A prospective study of cognitive tests to predict performance on a standardised road test in people with dementia. *International Journal of Geriatric Psychiatry, 25,* 489–496. http://doi.org/10.1002/gps.2367
Lundqvist, A., Alinder, J. & Rönnberg, J. (2008). Factors influencing driving 10 years after brain injury. *Brain Injury, 22,* 295–304. http://doi.org/10.1080/02699050801966133
Lundqvist, A., Gerdle, B. & Rönnberg, J. (2000). Neuropsychological aspects of driving after stroke – in the simulator and on the road. *Applied Cognitive Psychology, 14,* 135–150. http://doi.org/10.1002/(SICI)1099-0720(200003/04)14:2<135::AID-ACP628>3.0.CO;2-S
Marcotte, T.D., Wolfson, T., Rosenthal, T.J., Heaton, R.K., Gonzalez, R., Ellis, R.J., Grant, I. & the HIV Neurobehavioral Research Center Group (2004). A multimodal assessment of driving performance in HIV infection. *Neurology, 63,* 1417–1422. http://doi.org/10.1212/01.WNL.0000141920.33580.5D
Marshall, S.C., Molnar, F., Man-Son-Hing, M., Blair, R., Brosseau, L., Finestone, H.M., Lamothe, C., Korner-Bitensky, N. & Wilson, K.G. (2007). Predictors of driving ability following stroke: A systematic review. *Topics in Stroke Rehabilitation, 14,* 98–114. http://doi.org/10.1310/tsr1401-98
Marx, P. (2014). Fahreignungsbeurteilung bei Hirndurchblutungsstörungen. *Nervenarzt, 85,* 835–840. http://doi.org/10.1007/s00115-014-4010-1
Mathias, J.L. & Lucas, L.K. (2009). Cognitive predictors of unsafe driving in older drivers: A meta-analysis. *International Psychogeriatrics, 21,* 637–653. http://doi.org/10.1017/S1041610209009119
Mazer, B.L., Korner-Bitensky, N.A. & Sofer, S. (1998). Predicting ability to drive after stroke. *Archives of Physical Medicine and Rehabilitation, 79,* 743–750. http://doi.org/10.1016/S0003-9993(98)90350-1
Mazer, B.L., Sofer, S., Korner-Bitensky, N., Gelinas, I., Hanley, J. & Wood-Dauphinee, S. (2003). Effectiveness of a visual attention retraining program on the driving performance of clients with stroke. *Archives of Physical Medicine and Rehabilitation, 84,* 541–550.
McKenna, P., Jefferies, L., Dobson, A. & Frude, N. (2004). The use of a cognitive battery to predict who will fail an on-road driving test. *British Journal of Clinical Psychology, 43,* 325–336. http://doi.org/10.1348/0144665031752952
Michon, J.A. (1985). A critical view of driver behaviour models: what do we know, what should we do? In Evans, L. & Schwing, R.C. (Eds.), *Human behavior and traffic safety* (pp. 485–520). New York: Plenum Press.
Mönning, M., Lahr, D., Blattgerste, M. & Hartje, W. (2002). Wiederherstellung der Fahreignung nach Hirnschädigung – Fahrstunden und Simulatortraining. *Neurologische Rehabilitation, 8,* 2–8.

Niemann, H. & Hartje, W. (2007). Neurokognitive Funktionen und Fahreignung. *Zeitschrift für Epileptologie, 20,* 184–196. http://doi.org/10.1007/s10309-007-0276-7

Niemann, H. & Hartje, W. (2013). Beurteilung der Fahreignung hirngeschädigter Patienten in der neurologischen Rehabilitation. *Zeitschrift für Neuropsychologie, 24,* 69–87. http://doi.org/10.1024/1016-264X/a000092

Niemann, H. & Hartje, W. (in Druck). Verkehrsverhalten und Unfallrisiko nach Hirnschädigung: Follow-up nach einem Jahr. *Zeitschrift für Neuropsychologie.*

Nouri, F.M. & Lincoln, N.B. (1992). Validation of a cognitive assessment: predicting driving performance after stroke. *Clinical Rehabilitation, 6,* 275–281. http://doi.org/10.1177/026921559200600402

Nouri, F.M. & Lincoln, N.B. (1993). Predicting driving performance after stroke. *British Medical Journal, 307,* 482–483. http://doi.org/10.1136/bmj.307.6902.482

Ott, B.R., Heindel, W.C., Papandonatos, G.D., Festa, E.K., Davis, J.D., Daiello, L.A. & Morris, J.C. (2008). A longitudinal study of drivers with Alzheimer disease. *Neurology, 70,* 1171–1178. http://doi.org/10.1212/01.wnl.0000294469.27156.30

Pietrapiana, P., Tamietto, M., Torrini, G., Mezzanato, T., Rago, R. & Perino, C. (2005). Role of premorbid factors in predicting safe return to driving after severe TBI. *Brain Injury, 19,* 197–211. http://doi.org/10.1080/02699050400017197

Poschadel, S., Falkenstein, M., Pappachan, P., Poll, E. & Willmes von Hinckeldey, K. (2009). *Testverfahren zur psychometrischen Leistungsprüfung der Fahreignung.* Berichte der Bundesanstalt für Straßenwesen, Mensch und Sicherheit, Heft M 203. Bremerhaven: Wirtschaftsverlag NW.

Racette, L. & Casson, E.J. (2005). The impact of visual field loss on driving performance: evidence from on-road driving assessments. *Optometry and Vision Science, 82,* 668–674. http://doi.org/10.1097/01.opx.0000174719.25799.37

Radford, K.A., Lincoln, N.B. & Murray-Leslie, C. (2004). Validation of the stroke screening assessment for people with traumatic brain injury. *Brain Injury, 18,* 775–786. http://doi.org/10.1080/02699050310001657394

Ranchet, M., Paire-Ficout, L., Uc, E.Y., Bonnard, A., Sornette, D. & Broussolle, E. (2013). Impact of specific executive functions on driving performance in people with Parkinson's disease. *Movement Disorders, 28,* 1941–1948. http://doi.org/10.1002/mds.25660

Rasmussen, J. (1983). Skills, rules, and knowledge; signals, signs, and symbols, and other distinctions in human performance models. *IEEE Transactions on Systems, Man, and Cybernetics, 13,* 257–266. http://doi.org/10.1109/TSMC.1983.6313160

Ryan, K.A., Rapport, L.J., Harper, K.T., Fuerst, D., Bieliauskas, L., Khan, O. & Lisak, R. (2009). Fitness to drive in multiple sclerosis: Awareness of deficit moderates risk. *Journal of Clinical and Experimental Neuropsychology, 31,* 126–139. http://doi.org/10.1080/13803390802119922

Schanke, A.-K., Rike, P.-O., Molmen, A. & Osten, P.E. (2008). Driving behaviour after brain injury: A follow-up of accident rate and driving patterns 6–9 years post-injury. *Journal of Rehabilitation Medicine, 40,* 733–736. http://doi.org/10.2340/16501977-0256

Schellig, D., Drechsler, R., Heinemann, D. & Sturm, W. (Hrsg.). (2009). *Handbuch neuropsychologischer Testverfahren: Aufmerksamkeit, Gedächtnis und exekutive Funktionen.* Göttingen: Hogrefe.

Schuhfried, G. (2005). *Expertensystem Verkehr.* Mödling: Schuhfried.

Schultheis, M.T., Garay, E., Millis, S.R. & DeLuca, J. (2002). Motor vehicle crashes and violations among drivers with multiple sclerosis. *Archives of Physical Medicine and Rehabilitation, 83,* 1175–1178. http://doi.org/10.1053/apmr.2002.34279

Schultheis, M. T., Weisser, V., Ang, J., Elovic, E., Nead, R., Sestito, N., Fleksher, C. & Millis, S. R. (2010). Examining the relationship between cognition and driving performance in multiple sclerosis. *Archives of Physical Medicine and Rehabilitation, 91,* 465–473.

Schulz, J. B. & Hartje, W. (2006). Demenzen. In H.-O. Karnath, W. Hartje & W. Ziegler (Hrsg.), *Kognitive Neurologie* (S. 216–229). Stuttgart: Thieme.

Singh, R., Pentland, B., Hunter, J. & Provan, F. (2007). Parkinson's desease and driving ability. *Journal of Neurology, Neurosurgery and Psychiatry, 78,* 363–366.

Sivak, M., Hill, C. S., Henson, D. L., Butler, B. P., Silber, S. M. & Olson, P. L. (1984). Improved driving performance following perceptual training in persons with brain damage. *Archivers of Physical Medicine and Rehabilitation, 65,* 163–167.

Sommer, M., Heidinger, Ch., Arendasy, M., Schauer, S., Schmitz-Gielsdorf, J. & Häusler, J. (2010). Cognitive and personality determinants of post-injury driving fitness. *Archives of Clinical Neuropsychology, 25,* 99–117. http://doi.org/10.1093/arclin/acp109

Stein, A. C. & Dubinsky, R. M. (2011). Driving simulator performance in patients with possible and probable Alzheimer's disease. *Annals of Advances in Automotive Medicine, 55,* 325–334.

Sturzbecher, D. & Weiße, B. (2010). Möglichkeiten der Modellierung und Messung von Fahrkompetenz. In Bundesanstalt für Straßenwesen (Hrsg.), *Das Fahrerlaubnisprüfungssystem und seine Entwicklungspotenziale – Innovationsbericht zur Optimierung der Fahrerlaubnisprüfung im Berichtszeitraum 2009/2010* (Berichte der Bundesanstalt für Straßenwesen, Mensch und Sicherheit, Heft M 239, S. 16–34). Bergisch Gladbach: Fachverlag NW.

Turton, A. J., Dewar, S. J., Lievesley, A., O'Leary, K., Gabb, J. & Gilchrist, I. D. (2009). Walking and wheelchair navigation in patients with left visual neglect. *Neuropsychological Rehabilitation, 19,* 274–290. http://doi.org/10.1080/09602010802106478

Vakulin, A., Baulk, S. D., Catcheside, P. G, Antic, N. A., van den Heuvel, C. J., Dorrian, J. & McEvoy, R. D. (2011). Driving simulator performance remains impaired in patients with severe OSA after CPAP treatment. *Journal of Clinical Sleep Medicine, 7,* 246–253.

von Brevern, M., von Stuckrad-Barre, S. & Fetter, M. (2014). Fahreignungsbeurteilung bei Schwindel aus neurologischer Sicht. *Nervenarzt, 85,* 841–846. http://doi.org/10.1007/s00115-014-4011-0

Wood, J. M., McGwin, G., Elgin, J., Vaphiades, M. S., Braswell, R. A., DeCarlo, D. K., Kline, L. B., Meek, G. C., Searcey, K. & Owsley, C. (2009). On-road driving performane by persons with hemianopia and quadrantanopia. *Investigative Ophthalmology & Visual Science, 50,* 577–585.

Wood, J. M., Worringham, C., Kerr, G., Mallon, K. & Silburn, P. (2005). *Journal of Neurology, Neurosurgery and Psychiatry, 76,* 176–180.

Worringham, C. J., Wood, J. M., Kerr, G. K. & Silburn, P. A. (2006). Predictors of driving assessment outcome in Parkinson's disease. *Movement Disorders, 21,* 230–235. http://doi.org/10.1002/mds.20709

Zangemeister, W. H. (2004). Zum Problem der Fahrerlaubnis bei Patienten mit homonymer Hemianopsie. In C. Dettmers & C. Weiller (Hrsg.), *Fahreignung bei neurologischen Erkrankungen* (S. 36–41). Bad Honeff: Hippocampus.

Zimmermann, P. & Fimm, B. (2009). *Testbatterie zur Aufmerksamkeitsprüfung (TAP).* Teil 1. Version 2.2. Herzogenrath: Vera Fimm, Psychologische Testsysteme.

Anhang

Tabellarische Übersicht über die Ergebnisse der in Kapitel 6 referierten Studien zur Vorhersage der Fahreignung

Tabelle A1:

Übersicht über die Ergebnisse der in Kapitel 6 referierten Studien zur Vorhersage der Fahreignung anhand der in verschiedenen Testverfahren erzielten Leistungen für das Außenkriterium des Bestehens oder Nicht-Bestehens einer Fahrverhaltensprobe

Publikation	Testverfahren	Klassifikation (Anzahl Fälle)					Vorhersage/Klassifikation (%)					Fahrprobe
Schlaganfall		**N**	**a**	**b**	**c**	**d**	**ppW**	**npW**	**Sens**	**Spez**	**Treffer**	**Nicht best.**
Mazer et al., 1998	MVPT	84	31	20	5	28	86	58	61	85	70	61 %
Korner-Bitensky et al., 2000	MVPT	269	67	57	43	102	61	64	54	70	63	46 %
Akinwuntan et al., 2005a	SDSA gesamt	38	23	6	2	7	92	54	79	78	79	76 %
Sommer et al., 2010	Expertensystem Verkehr	109	19	5	2	83	90	94	79	98	94	22 %
Devos et al., 2011	SDSA Road Sign	152	52	10	41	49	56	83	84	54	66	41 %
dito	SDSA Compass	152	53	9	41	49	56	84	85	54	67	41 %
Niemann & Hartje, 2013	TAP, TMT; 9 Testvariablen	183	11	35	11	126	50	78	24	92	75	25 %
dito	Cut-off: auffällige Variablen	284	77	4	157	46	33	92	95	23	43	29 %
Mittelwert (%)							***66***	***76***	***70***	***69***	***70***	***43 %***
Schädel-Hirn-Trauma		**N**	**a**	**b**	**c**	**d**	**ppW**	**npW**	**Sens**	**Spez**	**Treffer**	**Nicht best.**
Korteling & Kaptein, 1996	Verschiedene Testvariablen	38	7	6	5	20	58	77	54	80	71	34 %
Radford et al., 2004	SDSA gesamt	52	5	9	6	32	46	78	36	84	71	27 %
dito	7 andere Leistungsvariablen	52	9	5	2	36	82	88	64	95	87	27 %
Sommer et al., 2010	Expertensystem Verkehr	69	17	13	10	29	63	69	57	74	67	43 %
Niemann & Hartje, 2013	TAP, TMT; 9 Testvariablen	81	1	16	5	59	17	79	6	92	74	21 %
dito	Cut-off: auffällige Variablen	102	20	10	47	25	30	71	67	35	44	29 %
Mittelwert (%)							***49***	***77***	***47***	***77***	***69***	***30 %***

Publikation	Testverfahren	Klassifikation (Anzahl Fälle)					Vorhersage/Klassifikation (%)					Fahrprobe
Demenz		**N**	**a**	**b**	**c**	**d**	**ppW**	**npW**	**Sens**	**Spez**	**Treffer**	**Nicht best.**
Carr et al., 2011	Verschiedene Tests; Cut-off	99	41	24	2	32	95	57	63	94	74	66 %
Hoggarth et al., 2013	PC-Testbatterie	279	114	41	37	87	75	68	74	70	72	56 %
Mittelwert (%)							***85***	***63***	***69***	***82***	***73***	***61 %***
Parkinson-Krankheit		**N**	**a**	**b**	**c**	**d**	**ppW**	**npW**	**Sens**	**Spez**	**Treffer**	**Nicht best.**
Worringham et al., 2006	UFOV, Motorik, Kognition	25	9	5	3	8	75	62	64	73	68	56 %
Amick et al., 2007	Visuelle und exekutive Tests	25	8	3	4	10	67	77	73	71	72	44 %
Classen et al., 2011	RPW, UFOV: 2 Variablen	41	19	4	4	14	83	78	83	78	80	56 %
Devos et al., 2013a	CDR, UPDRS III u. a. Tests	60	23	1	13	23	64	96	96	64	77	40 %
Mittelwert (%)							***72***	***78***	***79***	***72***	***74***	***49 %***
Multiple Sklerose		**N**	**a**	**b**	**c**	**d**	**ppW**	**npW**	**Sens**	**Spez**	**Treffer**	**Nicht best.**
Schultheis et al., 2010	7 Testwerte, u. a. ZST	64	3	9	1	51	75	85	25	98	84	19 %
Akinwuntan et al., 2012	SDSA; frühere Diskr.-Funktion	44	3	7	1	33	75	83	30	97	82	23 %
dito	SDSA; neue Diskr.-Funktion	44	8	2	4	30	67	94	80	88	86	23 %
Akinwuntan et al., 2013	SDSA, UFOV, Stroop	44	7	3	1	33	88	92	70	97	91	23 %
Mittelwert (%)							***76***	***89***	***51***	***95***	***86***	***22 %***

Tabelle A1:
Fortsetzung

Publikation	Testverfahren	Klassifikation (Anzahl Fälle)					Vorhersage/Klassifikation (%)					Fahrprobe
Heterogene Krankheitsgruppen		*N*	a	b	c	d	ppW	npW	Sens	Spez	Treffer	Nicht best.
McKenna et al., 2004	Verschiedene Tests; Cut-off	128	45	7	22	54	67	89	87	71	77	41 %
Duquette et al., 2010	CBDI (10 Tests); Cut-off	111	22	21	10	58	69	73	51	85	72	39 %
Innes et al., 2011	SMCTests, 5 Variablen	501	159	48	80	214	67	82	77	73	74	41 %
Mittelwert (%)							***68***	***81***	***72***	***76***	***74***	***40 %***
Gesamt-Mittelwert (%)							***66***	***78***	***64***	***77***	***73***	***39 %***

Anmerkungen: a: Vorhersage „nicht geeignet“, Fahrprobe nicht bestanden; b: Vorhersage „geeignet“, Fahrprobe nicht bestanden; c: Vorhersage „nicht geeignet“, Fahrprobe bestanden; d: Vorhersage „geeignet“, Fahrprobe bestanden; ppW und npW = positiver bzw. negativer prädiktiver Wert; Sens = Sensitivität, Spez = Spezifität; Treffer = insgesamt richtige Klassifikationen (hit rate).
Testverfahren (Abkürzungen): CBDI = Cognitive Behavioral Driver's Inventory; CDR = Clinical Dementia Rating; MVPT = Motor-Free Visual Perception Test; RPW = Rapid Pace Walk; SDSA = Stroke Driver Screening Assessment; SMCTests = Sensory-Motor and Cognitive Tests (SMCTests™); TAP = Testbatterie zur Aufmerksamkeitsprüfung; TMT = Trail Making Test; UFOV = Useful Field of View; UPDRS III = motor scale of the Unified Parkinson's Disease Rating Scale.

Glossar

Amnesie: Gravierende, meist durch Schädigungen im Bereich der Schläfenlappen des Gehirns verursachte Störung der Gedächtnisfunktionen. Die Amnesie betrifft vorwiegend die Lern- und Merkfähigkeit für neue Informationen, seltener das Altgedächtnis und höchst selten die Inhalte und Prozesse des impliziten, prozeduralen Gedächtnisses.

Aphasie: Komplexe Störung der Sprachfähigkeit infolge einer meist linksseitigen Hirnschädigung.

Apraxie: Störung in der Planung und Ausführung von Bewegungen und Handlungen, die nicht durch elementare motorische Funktionsstörungen wie z. B. Lähmungen erklärt werden kann und die in der Regel beide Körperseiten betrifft. Die Störung kann sich auf die imitatorische Ausführung von Handlungen beschränken oder die Ausführung komplexer Handlungen betreffen (ideomotorische bzw. ideatorische Apraxie).

Aufklärungspflicht: Ergibt sich aus der Verantwortung und Fürsorgepflicht für den Patienten und im Hinblick auf den Schutz anderer Verkehrsteilnehmer. Die Pflicht zur Aufklärung über Einschränkungen der Fahreignung besteht auch dann, wenn der Patient nicht von sich aus nach seiner weiteren Fahreignung fragt.

Auflagen und Beschränkungen: Begriffe aus den Begutachtungsleitlinien zur Kraftfahreignung und der Fahrerlaubnis-Verordnung. „Auflagen" richten sich an den Fahrzeugführer und verlangen z. B. das Tragen einer Brille, das Vermeiden von Autobahnfahrten, die Einhaltung einer bestimmten Höchstgeschwindigkeit oder die Durchführung von ärztlichen Nachuntersuchungen. „Beschränkungen" betreffen das Fahrzeug, z. B. die Benutzung eines Fahrzeugs mit automatischer Kraftübertragung oder die Veränderung der Pedalerie und anderer Bedienungselemente.

Begutachtungsleitlinien zur Kraftfahreignung: Rechtlich verbindliche, in der Fahrerlaubnis-Verordnung verankerte Leitlinien für die Begutachtung der Kraftfahreignung im Einzelfall. Sie enthalten allgemeine Richtlinien für die Begutachtung der Fahreignung sowie eine Zusammenstellung eignungsausschließender oder eignungseinschränkender körperlicher und/oder geistiger Mängel.

Beschränkungen: siehe ***Auflagen und Beschränkungen***

Blickfeld: Bereich, in dem visuelle Stimuli oder Objekte bei fixierter Kopfstellung, aber freien Augenbewegungen gesehen werden können.

Demenz: Hirnorganisch bedingte, meist progrediente multiple kognitive Leistungseinbußen unterschiedlichen Schweregrades, die zu Beeinträchtigungen im Alltag führen. Im Vordergrund stehen Gedächtnisstörungen, neben Beeinträchtigungen des Denkvermögens und der exekutiven Leistungen. Häufig treten auch aphasische und apraktische Störungen auf.

Epilepsie: Zerebrale Krankheit mit wiederholt auftretenden Anfällen, die mit plötzlichem quantitativem oder auch qualitativem Bewusstseinsverlust einhergehen können.

Fahreignung: Bezeichnet die längerfristig bestehende, überdauernde körperliche, psychische und charakterliche Fähigkeit, ein Kraftfahrzeug sicher im Straßenverkehr zu führen. Es handelt sich um einen unbestimmten Rechtsbegriff. Synonym wird oft „Fahrtauglichkeit" verwendet, während „Fahrtüchtigkeit" meist auf die Frage der momentanen, situationsbedingten (z. B. durch Medikamente eingeschränkten) Fähigkeit zum Führen eines Kraftfahrzeugs bezogen wird.

Fahrerlaubnisgruppen: Im Hinblick auf die erhöhten Anforderungen an die körperliche und psychische Leistungsfähigkeit beim Führen von Lastkraftwagen oder bei der Fahrgastbeförderung wurden die Fahrerlaubnisklassen in den Begutachtungsleitlinien zur

Kraftfahreignung und der Anlage 4 der Fahrerlaubnis-Verordnung (FeV) in zwei Gruppen eingeteilt: Gruppe 1 umfasst im wesentlichen Pkw- und Motorrad-Fahrer, Gruppe 2 Lkw-Fahrer und Fahrer mit Erlaubnis zur Fahrgastbeförderung.

Fahrerlaubnis-Verordnung: Die „Verordnung über die Zulassung von Personen zum Straßenverkehr (Fahrerlaubnis-Verordnung – FeV)" enthält u. a. Regelungen für das Führen von Kraftfahrzeugen, die Voraussetzungen für die Erteilung einer Fahrerlaubnis, das Fahreignungs-Bewertungssystem und Bestimmungen für die Entziehung oder Beschränkung der Fahrerlaubnis und die Anordnung von Auflagen.

Fahrverhaltensprobe: Umfangreiche und hinsichtlich der zu bewältigenden Verkehrssituationen und Fahraufgaben so weit wie möglich standardisierte Probe- oder Testfahrt im öffentlichen Straßenverkehr. Das Fahrverhalten wird während und nach der Fahrt von einem Verkehrsexperten (z. B. Fahrlehrer) beobachtet, protokolliert und beurteilt.

FeV: siehe ***Fahrerlaubnis-Verordnung***

Gesichtsfeld: Bereich, in dem visuelle Stimuli oder Objekte bei (meist zentral) fixierter Blickrichtung gesehen werden können.

Gesichtsfelddefekt: Bereiche im Gesichtsfeld, in denen keine visuelle Wahrnehmung möglich ist, unabhängig von der Blickrichtung. Es kann sich um kleine Defekte handeln (Skotome) oder ausgedehntere Defekte in Quadranten oder Hälften des Gesichtsfeldes (Quadranten- bzw. Hemianopsien). Letztere betreffen meist die korrespondierenden, homonymen Gesichtsfeldbereiche des rechten und linken Auges.

Glaukom: Beim Glaukom kommt es zu einer Schädigung des Sehnervs und der Netzhaut. Die Folge sind insbesondere Gesichtsfelddefekte (siehe ***Gesichtsfelddefekt***), die sich im Laufe der Erkrankung ausdehnen können.

Hippocampus: Gehirnstruktur im Schläfenlappen. Bilaterale Hippocampus-Schädigungen führen zu schweren Gedächtnisstörungen (vgl. ***Amnesie***).

Kreuzvalidierung: Methode zur Prüfung der Stabilität einer z. B. diskriminanzanalytisch fundierten Klassifikation oder Vorhersage der Gruppenzugehörigkeit eines Falles. Die an einer (Teil-)Stichprobe ermittelte Diskriminanzfunktion wird für die Vorhersage der Gruppenzugehörigkeit bei einer zweiten (Teil-)Stichprobe eingesetzt und umgekehrt. Bei der Prozedur mit Fallauslassung (Jackknife oder leave-one-out) wird jeweils jeder Fall durch die aus allen übrigen Fällen ermittelte Funktion klassifiziert.

Makuladegeneration: Schädigung der Macula lutea (gelber Fleck und Punkt des schärfsten Sehens) der Netzhaut, die zu einem Gesichtsfelddefekt im Bereich des zentralen Sehens führt, während das periphere Gesichtsfeld weitgehend intakt bleibt.

Multiple Sklerose: Entzündliche Erkrankung des Nervensystems mit herdförmiger Schädigung oder Auflösung der Markscheiden und schubförmigem und/oder progredientem Verlauf. Vielfältige Symptomatik je nach Lokalisation und Ausdehnung der Entmarkungsherde, mit Störungen des Sehvermögens (siehe ***Sehvermögen***), der Motorik und Sensibilität sowie kognitiver Leistungen (Gedächtnis, Aufmerksamkeit, Flexibilität u. a.).

Narkolepsie: Anfallsartig auftretendes unwiderstehliches Schlafbedürfnis mit kurzzeitigem Bewusstseinsverlust oder hochgradiger Aufmerksamkeits- bzw. Vigilanzstörung.

Negativer prädiktiver Wert: Der negative prädiktive Wert (npW) gibt den Prozentsatz derjenigen Patienten an, für die z. B. auf der Grundlage neuropsychologischer Testleistungen das Bestehen der Fahrprobe zutreffend vorhergesagt wurde.

Neglect: Einschränkung der Aufmerksamkeit für eine Hälfte des Außenraums. Die betroffenen Patienten beachten die auf der Gegenseite zur (meist rechtsseitigen) Hirnschädigung befindlichen Dinge nicht oder nicht zuverlässig, auch wenn dort kein Gesichtsfelddefekt vorliegt. Typischerweise wird die Störung von den Patienten selbst nicht realisiert und kann auch nicht durch eine Aufklärung der Patienten über die besondere Art der Störung behoben werden.

npW: siehe ***Negativer prädiktiver Wert.***

Parese: Vollständige oder teilweise Lähmung von Gliedmaßen, häufig infolge einer Hirnschädigung (zentrale Parese).

Parkinson-Krankheit: Das Parkinson-Syndrom ist Folge einer Degeneration der dopaminergen Zellen in der Substantia nigra. Die akinetische Störung der Motorik kann dazu führen, dass Bewegungen nicht mehr schnell abgebrochen werden können oder dass es vor einer notwendigen Bewegung zu einer kurzen Immobilität kommt oder eine Verzögerung des Bewegungsbeginns entsteht. Unter L-Dopa-Behandlung können On-Off-Perioden auftreten, mit länger anhaltenden akinetischen Zuständen, oder es kann plötzlich ein akinetisch-rigider Zustand eintreten, in dem kurzzeitig keine Bewegungen in Gang gesetzt werden können (fluktuierende On-Off-Phasen). Daneben können im Krankheitsverlauf auch kognitive Leistungsbeeinträchtigungen auftreten.

Positiver prädiktiver Wert: Der positive prädiktive Wert (ppW) gibt den Prozentsatz derjenigen Patienten an, für die z. B. auf der Grundlage neuropsychologischer Testleistungen das Nicht-Bestehen der Fahrprobe zutreffend vorhergesagt wurde.

ppW: siehe ***positiver prädiktiver Wert.***

Prädiktive (prognostische) Validität: Bezeichnet die Gültigkeit oder Sicherheit, mit der die Vorhersage eines Außenkriteriums (z. B. Bestehen versus Nicht-Bestehen einer Fahrprobe) anhand von Prädiktorvariablen (z. B. Leistungen in neuropsychologischen Tests) zutrifft. Häufig wird aus verschiedenen Prädiktorvariablen mittels Diskriminanzanalyse eine dichotome Vorhersage gebildet (z. B. Bestehen der Fahrprobe: ja/nein) und eine Kreuzklassifikation der Fälle vorgenommen.

Retinitis pigmentosa: Augenerkrankung, bei der es zu einer Zerstörung der Netzhaut kommt. Die Folgen sind progrediente Beeinträchtigungen des Sehvermögens (siehe ***Sehvermögen***), mit Nachtblindheit, Einengung des peripheren Gesichtsfeldes (Tunnelblick), Minderung des Kontrast- und Farbensehens und Nachlassen der Sehschärfe.

Schädel-Hirn-Trauma: Durch Gewalteinwirkung verursachte Verletzung des Gehirns. Es wird unterschieden zwischen einem gedeckten, durch stumpfe Gewalteinwirkung hervorgerufenen und einem offenen Schädel-Hirn-Trauma, bei dem es zu einer Öffnung des Schädelknochens kommt.

Schlafapnoe: Die Schlafapnoe oder das obstruktive Schlafapnoesyndrom ist gekennzeichnet durch gehäuft, d. h. 10 mal oder häufiger pro Stunde während des Nachtschlafs auftretende und jeweils mindestens 10 Sekunden andauernde Atemstillstände.

Schlaf-Attacke: Plötzliches unkontrolliertes Einschlafen ohne vorausgehende, die Attacke ankündigende Symptome (Prodromalsymptome).

Schlaf-Episode: Plötzliches imperatives Einschlafen. Im Unterschied zur Schlaf-Attacke (siehe dort) gehen der Schlaf-Episode Prodromalsymptome voraus.

Schlaganfall: Plötzlich auftretende Hirnfunktionsstörung oder -schädigung, deren häufigste Ursache eine Durchblutungsstörung durch Verschluss einer hirnversorgenden Arterie ist. Häufig werden auch die Folgen spontaner Einblutungen ins Gehirn als Schlaganfall bezeichnet.

Schweigepflicht: Die ärztliche (ebenso für Psychologen geltende) Schweigepflicht gilt auch für die Feststellung krankheitsbedingter Beeinträchtigungen der Fahreignung. Eine Durchbrechung der Schweigepflicht mit Meldung bei der Straßenverkehrsbehörde ist nur dann zu rechtfertigen, wenn ein Patient krankheitsbedingt gänzlich unfähig ist, die Bedeutung der Beeinträchtigung für die Verkehrssicherheit einzusehen und entsprechend eigenverantwortlich zu handeln. Eine Pflicht zur Meldung besteht jedoch nicht.

Sehvermögen: Nach der Fahrerlaubnis-Verordnung (Anlage 6) umfasst der Begriff die zentrale Tagessehschärfe, das Gesichtsfeld, die Beweglichkeit der Augen, das Kontrast- oder Dämmerungssehen, die Blendempfindlichkeit und das Farbensehen.

Sensitivität: Die Sensitivität gibt den Prozentsatz von allen Patienten mit nicht bestandener Fahrprobe an, deren Testleistungen mangelhaft (auffällig) waren.

SHT: siehe ***Schädel-Hirn-Trauma***

Spezifität: Die Spezifität gibt den Prozentsatz von allen Patienten mit bestandener Fahrprobe an, deren Testleistungen ausreichend (unauffällig) waren.

Tagesschläfrigkeit: Verminderte Wachheit mit Schwierigkeiten, tagsüber wach und aufmerksam zu bleiben. Eine pathologisch erhöhte Tagesschläfrigkeit kann, insbesondere in monotonen Situationen, zu unkontrolliertem plötzlichen Einschlafen führen (Sekundenschlaf). Der Begriff ist abzugrenzen von der Müdigkeit, die tagsüber nicht zum plötzlichen ungewollten Einschlafen führt.

Verkehrsgefährdung: Ist nach den Begutachtungsleitlinien zur Kraftfahreignung dann anzunehmen, wenn die nahe durch Tatsachen begründete Wahrscheinlichkeit des Eintritts eines Schädigungsereignisses gegeben ist.